CUESTIÓN DE CINTURA

DRA. MARILYN GLENVILLE

CUESTIÓN DE CINTURA

CONSIGUE UN VIENTRE PLANO EN TRES MESES

Traducción de Teresa Graells

Círculo de Lectores

Para Matt y Hannah,
que todos vuestros sueños se hagan realidad

Índice

Agradecimientos

Siempre es un placer dar las gracias a quienes han colaborado, directa o indirectamente, en la publicación de un libro.

De nuevo, Louise Atkinson me ha ayudado a no perder de vista el camino y ha impedido que me enredara demasiado en la ciencia con el riesgo de dejar de lado el mensaje. Mi agradecimiento también a Jenny Wheatley, mi editora de Kyle Cathie, y a todo el personal de Kyle Cathie por su profesionalidad y su entusiasmo por este libro.

En especial, debo dar las gracias a todo el equipo de la clínica de Tumbridge Wells, que trabaja con tanta eficiencia y con un maravilloso sentido del humor para asegurarse de que todo funciona sin problemas. Es un privilegio dar las gracias a Alison, Mel, Helen, Brenda, Jenny, Trine, Wendy, Nick y Sally, por trabajar siempre duro y con la firme creencia de que lo que hacemos marca un cambio fundamental en la vida de las personas, ya sea ayudándolas a tener un bebé, a pasar la menopausia sin fármacos o a perder esa barriga y mejorar la salud.

Y sobre todo, a mi familia: a mi marido Kriss, por gestionar la parte empresarial de la clínica, para que yo pueda dedicarme a lo que hago mejor, y a mis hijos (ya adultos) Mati, Len y Chantell, por ser como son.

Introducción

Bienvenida al plan para «perder la barriga»

¿Mirarse al espejo provoca
frustración?
¿Los brazos y las piernas están bien,
pero la zona que va del busto
hasta la ingle desafía todos
los intentos de encogerla?
¿Se tiene la sensación
de que cualquier pizca de chocolate
o puñado de palomitas se instala
en forma de grasa en la cintura?
¿Las prendas no sientan bien,
las faldas siempre aprietan,
la blusa se abre y sobresalen
michelines por encima
de los tejanos?
Y lo que es peor,
¿alguien ha preguntado
para cuándo se espera al bebé?

En caso afirmativo, éste es el libro adecuado. Su objetivo es ayudar a la infinidad de mujeres que querrían cambiar la forma de su cuerpo para siempre.

Por supuesto, el aspecto es importante, porque influye en la confianza, la autoestima y la imagen que una tiene de sí misma. Sin embargo, la grasa en el centro del cuerpo también puede ser peligrosa. Los científicos saben ahora que almacenar grasa en esa zona es peor que acumularla en otras partes del cuerpo, y los estudios demuestran que con ello aumenta el riesgo de enfermedades cardíacas, diabetes, derrame cerebral, cáncer e hipertensión.

Así pues, apariencias aparte, nunca ha sido tan importante hacer algo por mejorar la forma del cuerpo. El hecho de estar leyendo este libro es muy buena señal; significa que hay motivación y buena disposición para introducir cambios. Y la gran ventaja de seguir sus recomendaciones es que no sólo desaparecerá la grasa de la cintura en menos de tres meses, sino que también se podrán prevenir futuros problemas de salud, de modo que, a corto plazo, se tendrá mejor aspecto y mayor sensación de bienestar. ¿Y a largo plazo? Una vida más larga; tan simple como eso.

No hace falta estar demasiado gorda para tener grasa en la cintura. Incluso una mujer delgada, de peso normal, puede tener demasiada grasa en el centro de su cuerpo, y eso también comporta riesgos. (*Véanse* las ilustraciones de la p. 17.)

El motivo por el que algunas personas almacenan grasa en la cintura, y otras no, tiene mucho que ver con la forma como trabaja su cuerpo. Cada vez que comemos, el cuerpo puede convertir los alimentos en energía o almacenarlos como grasa. En el caso de miles de mujeres, el cuerpo elige almacenar los alimentos como grasa y, también, en un lugar determinado del cuerpo.

Distribución de la grasa

Por lo tanto, es importante darse cuenta de que, si el peso se asienta en el centro del cuerpo, es un indicio de que el metabo-

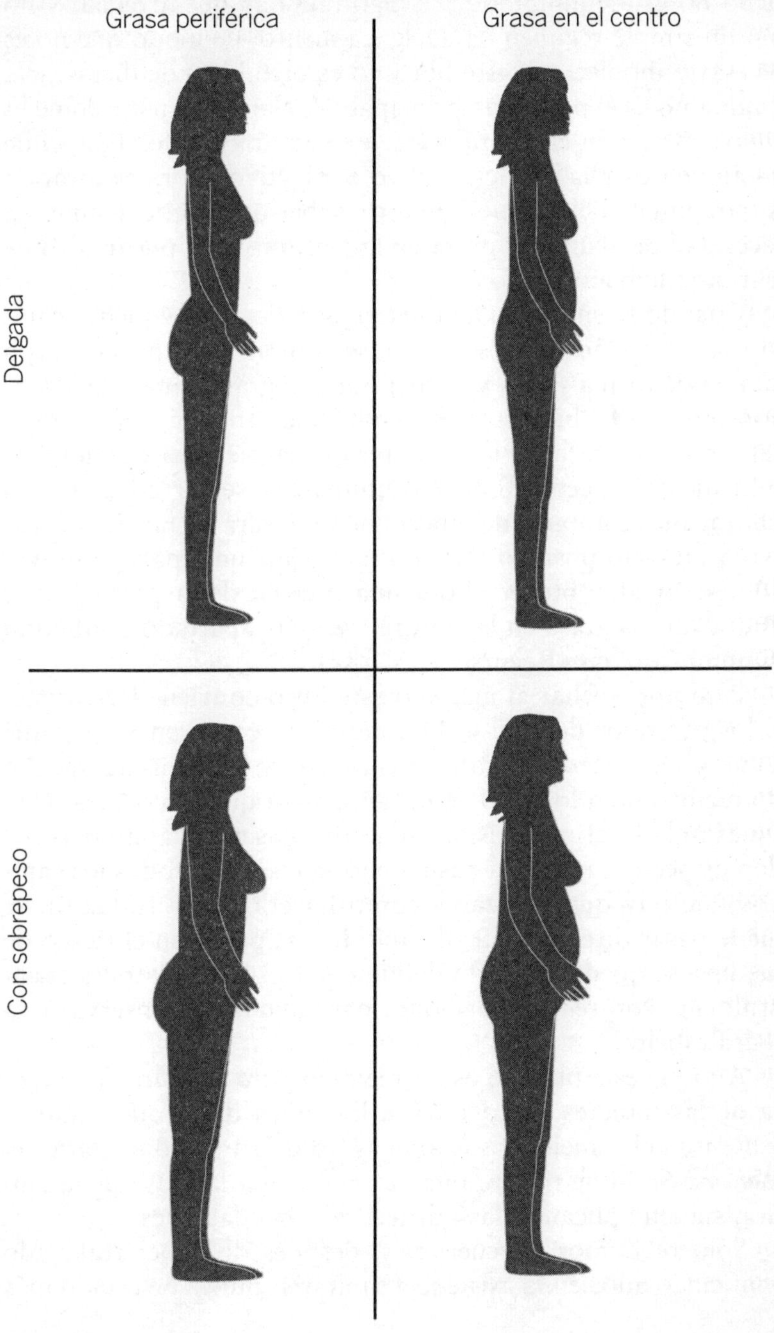
Grasa periférica
Grasa en el centro
Delgada
Con sobrepeso

lismo no está equilibrado. Es algo que hay que arreglar, y no con un simple régimen de adelgazamiento; de modo que no es necesario inquietarse: este libro no es otro libro de dietas, y la comida no es el problema principal. Sí, claro, lo que se come es importante, y en el capítulo 4 se explicará a fondo el papel de los alimentos y la nutrición. Pero el objetivo ahora es cambiar la bioquímica del cuerpo y hacerle saber que no tiene ninguna necesidad de acumular grasa en la cintura y que puede liberarla tranquilamente.

Cuando se empiecen a poner en práctica los pequeños cambios recomendados en este libro, se comprobará que el cuerpo cambia de forma y, a la vez, mejorará en gran manera la sensación de salud y bienestar. Se tendrá más energía, mejorará el humor, desaparecerán las migrañas, y la piel y el cabello tendrán mejor aspecto. Todo eso animará a seguir adelante y a realizar más cambios, de modo que se pasará de un ciclo negativo a un ciclo positivo. Y, para conseguir una mayor motivación, se puede obtener ahora una imagen del aspecto que se tendrá sin esa grasa en la cintura (*véase* el apartado *Fotografía* Slimmer You, en «Recursos», p. 285).

Para aprovechar al máximo este libro conviene leer primero los capítulos del 1 al 9. Ello permitirá comprender por qué el cuerpo almacena la grasa en el centro, y los mensajes que ha ido recibiendo a lo largo de los años para que eso ocurra. Una vez asimilado el mecanismo, se podrá pasar al capítulo 10, el plan de acción, una guía paso a paso a través de todos los cambios que hay que realizar y cómo hacerlo. (Por supuesto, se puede pasar directamente al capítulo 10, pero con el riesgo de que uno se quede atascado de inmediato.) Sigue después el capítulo 11, con recomendaciones para ayudar a conservar una figura esbelta.

Aunque este plan no es un régimen *para siempre*, la mayoría de las mujeres que acuden a la clínica dicen que como se sienten mucho mejor y sus amigas no dejan de comentarles el buen aspecto que tienen, una vez eliminada la grasa de la cintura, siguen aplicando las mismas recomendaciones.

Sólo recibimos un cuerpo, y, después de haber trabajado veinticinco años en la asistencia sanitaria, nunca he estado más segura de que nada es tan importante como una buena salud. La opción está en manos de cada cual. Nadie más puede asumir la responsabilidad de la propia salud. Así pues, no hay motivo para no empezar ahora y, dentro de tan sólo tres meses, la forma del cuerpo habrá cambiado por completo. Volverán a sentar bien las prendas que se habían dejado por imposibles, y se habrá recuperado la energía. Y todo ello sin olvidar la cuestión fundamental: también se habrá reducido el riesgo de sufrir enfermedades que podrían poner la vida en peligro.

Capítulo 1

Por qué algunas personas acumulan grasa en la cintura

(y otras no)

Reacción ante el estrés

Eliminar la grasa que se ha acumulado alrededor de la cintura tiene mucho menos que ver con la dieta o la falta de motivación en la clase de aeróbic que con la acción de las hormonas del estrés en el cuerpo. La razón principal por la que algunas personas reúnen más grasa en la cintura que otras es concretamente la acción de una de las hormonas del estrés, el cortisol.

Luchar o huir

Hace millones de años, nuestros cuerpos estaban pensados para reaccionar rápidamente ante el peligro, al igual que los animales salvajes, o sea, en constante alerta para luchar o huir si se veían amenazados. Se conoce como *respuesta de lucha o huida*, y es esencial para la supervivencia de todos los animales, incluidos los humanos. Cuando el cerebro cree que nuestra vida está en peligro, libera una sustancia llamada *factor liberador de corticotrofina* (CRH), que estimula inmediatamente las glándulas suprarrenales para que liberen las hormonas adrenalina y cortisol. En este punto, tienen lugar varios cambios físicos en el cuerpo, que se tratan con detalle en la p. 25.

La respuesta de lucha o huida es increíblemente inteligente y de lo más eficaz, y proporciona todo lo que el cuerpo necesita para reaccionar rápidamente en situaciones peligrosas. Cuando la amenaza ha desaparecido (o bien se ha ganado la batalla, o se ha escapado del agresor) las glándulas suprarrenales dejan de bombear hormonas, y el cuerpo vuelve a la normalidad.

El único problema es que la evolución va un poco por detrás de nuestra vida moderna. En la actualidad, muchos de nosotros vivimos en un estado de tensión crónica, pero esta tensión proviene de los plazos, los embotellamientos o las rabietas de los niños, en vez de tener su origen en agresores con espadas o tigres con dientes de sable. El cuerpo no puede distinguir entre la tensión de perder el tren, llegar tarde a una cita, acumular deudas o peleas familiares, y la tensión de verdaderos peligros para la vida, de modo que reacciona exactamente de la misma forma que siempre: luchar o huir.

Dado que el estrés tal como se conoce hoy es casi continuo y no provoca la liberación natural que podría generar el tener que luchar o huir, su efecto en el cuerpo puede ser extremo, porque las reacciones pensadas para durar entre cinco o diez minutos acaban estando presentes durante horas.

En un estado de tensión, la adrenalina que se libera ayuda a mantener a la persona alerta y concentrada, mientras el cortisol aumenta los niveles de grasa y azúcar de la sangre. Pero a menos que se haga un esfuerzo físico (como el cuerpo espera), toda esa energía extra, en forma de grasa y glucosa, no tiene adónde ir y simplemente se vuelve a depositar como grasa.

Después de una situación estresante, los niveles de adrenalina vuelven en seguida a la normalidad, y el cuerpo debería recuperar su estado de calma. Pero muchas veces el nivel de cortisol se mantiene alto durante un rato (a veces, incluso algunos días) y, como cree que el cuerpo necesita repostar después de tanta lucha o huida, aumenta el apetito. Es una reacción perfectamente aceptable cuando realmente ha habido una lucha o una huida para salvar la vida, y el cuerpo necesita recuperarse. Pero si, en realidad, la persona ha estado sentada ante una mesa respondiendo llamadas telefónicas, la recuperación no es necesaria.

En pocas palabras, lo que ocurre es que las personas que están en tensión constante muchas veces tienen hambre en todo momento. Y lo que es peor, su cuerpo les insta a abastecerse de aquellos alimentos que cree que serán más útiles después de *tanta actividad*, es decir hidratos de carbono y grasas. Si se cae en la tentación, inevitablemente se gana peso.

El motivo por el que saco el tema de la respuesta de lucha o huida tan pronto es porque es absolutamente esencial. En general, se acepta que existe una estrecha relación entre las hormonas del estrés y la formación de grasa en la cintura. Si no luchamos o huimos cuando el cuerpo espera que lo hagamos, la grasa y la glucosa que circulan por nuestro cuerpo se depositarán como grasa en el centro. Y todo el peso de más que adquiramos con el consumo de alimentos con azúcar o grasa, debido al apetito que aparece después de la tensión, terminará también en el mismo lugar.

Y esta ubicación de la grasa no se debe al azar. Se instala en la cintura porque está cerca del hígado, donde puede convertirse más rápidamente en energía si hace falta. Es una forma de protección ingeniosa (aunque exasperante), a punto para la tensión del próximo ataque.

Síndrome general de adaptación

Cuando los especialistas en estrés se refieren a la forma en que reacciona el cuerpo cuando está en tensión hablan del *síndrome general de adaptación* (SGA). Aunque ya he hablado de la respuesta de lucha o huida, vale la pena estudiarla con más detalle, porque entender el SGA es el primer paso para poner en práctica algunos cambios en el estilo de vida que harán que acumular grasa en la cintura sea menos inevitable de lo que se podría pensar.

En los años veinte, un estudiante de medicina llamado Hans Selye se dio cuenta de que todos los animales, desde el mono hasta los humanos, pasan por las mismas fases en estado de tensión.

Primera fase: alarma

Es la parte de lucha o huida. Suele ser corta, pero es intensa, y el cuerpo está en alerta total.

- El corazón se acelera y sube la presión arterial.
- Aumenta la capacidad de coagulación de la sangre para recuperarse con mayor rapidez si se sufre alguna herida y ésta empieza a sangrar.

- Se desconecta la digestión (ya no es necesaria, es poco probable que se haga una pausa para tomar algo si la vida está en peligro), y la energía necesaria para este sistema se desvía a otras partes.
- El hígado empieza inmediatamente a verter en la sangre las reservas de glucosa para casos de emergencia, con el fin de proporcionar energía instantánea para luchar o para huir.
- El sistema inmunológico produce más glóbulos blancos para defenderse mejor de virus y bacterias extraños.
- La musculatura se tensa, y la sangre se aleja de la piel y los órganos internos (excepto el corazón y los pulmones) para acudir a los músculos.
- Se acelera la respiración y se hace más superficial, para que vaya más oxígeno al cerebro, el corazón y los músculos.
- Aumenta el sudor para eliminar las toxinas que produce el cuerpo.
- Los músculos de la vejiga y el recto se relajan (en casos de tensión extrema, alguien puede incluso orinarse encima, y muchas personas tienen diarrea antes de un examen o una entrevista de trabajo).
- Se libera adrenalina directamente en el flujo sanguíneo y aumentan los niveles de cortisol, lo que incrementa la concentración de azúcar en la sangre para conseguir más energía. Es la fase en la que el cuerpo está en su punto culminante, y algunas personas han llegado a realizar incluso proezas sobrehumanas, como levantar un coche para liberar a una persona atrapada debajo.

Una vez terminada la primera fase, el cuerpo debería recuperarse. Los niveles de adrenalina bajan con bastante rapidez y el cortisol más lentamente (al cabo de días más que de horas). Sin embargo, si no se elimina la causa de la tensión, como tantas veces ocurre en la vida moderna, el cuerpo pasa a la segunda fase.

Segunda fase: resistencia

El cortisol mantiene la respuesta de lucha o huida aumentando los niveles de azúcar en la sangre para conservar la energía y reteniendo el sodio para que la presión siga alta. También contribuye a estimular la conversión de proteínas, grasa e hidratos de carbono en energía, con el fin de ayudar en esa *batalla* continua. La concentración de cortisol puede seguir elevada durante mucho tiempo, y en muchos casos parece que el cuerpo se adapta a ese nivel constante de tensión. En realidad, eso es lo que hace que la grasa se acumule en la cintura. Para seguir proporcionando la energía que cree que hace falta, el cuerpo necesita mantener una reserva adecuada de grasa lista para usar de inmediato. También provoca antojos y aumenta el apetito para asegurarse el suministro del combustible necesario.

Pero en muchas, muchas personas, el estrés es continuo, y el cuerpo nunca consigue el período de recuperación que necesita. Es como conducir un coche sin quitar el pie del acelerador, ni siquiera cuando está parado, porque muchas veces el temor y la ansiedad continúan incluso una vez resuelta la situación estresante.

Y el cuerpo puede aguantar este ritmo hasta que llega a la tercera fase.

Tercera fase: agotamiento

Es cuando el cuerpo llega al límite. Es casi un estado de bloqueo total porque el cuerpo no puede seguir funcionando con ese exceso de velocidad. El nivel de cortisol baja en picado cuando las glándulas suprarrenales, finalmente, abandonan la lucha, y desciende de forma drástica la concentración de azúcar en la sangre. El efecto es una caída radical del nivel de energía que puede llegar a ser realmente debilitadora.

Las glándulas suprarrenales

Para comprender del todo por qué el cuerpo coloca la grasa en la cintura cuando se liberan las hormonas del estrés es importante conocer a fondo el funcionamiento de las glándulas suprarrenales.

El cortisol y la adrenalina son las dos hormonas del estrés más importantes. Provienen de las glándulas suprarrenales, que son dos glándulas pequeñas situadas encima de los riñones. La naturaleza ha colocado esas glándulas en el lugar ideal porque están muy cerca de la arteria principal del cuerpo, la aorta, y también cerca de la vena principal, la vena cava. Esto significa que, en momentos de tensión, los mensajes hormonales pueden entrar en el torrente sanguíneo y ser transportados rápidamente al resto del cuerpo. Las glándulas suprarrenales también están cerca del hígado y del páncreas para que estos órganos puedan responder con rapidez (cuando los espolea el cortisol) y ofrecer energía instantánea bombeando la glucosa almacenada cuando haga falta.

Cada glándula suprarrenal está formada por dos partes independientes: la corteza y la médula.

La corteza

Es la parte exterior, la más grande, de la glándula (constituye entre un 80 y un 90 % de su volumen). Segrega tres tipos de hormona esteroide denominados corticosteroides. Son:

Glucocorticoides

El glucocorticoide más importante es el cortisol, que ayuda a regular el metabolismo de la glucosa. El cortisol también interviene en el control del metabolismo de la grasa, las proteínas y los hidratos de carbono, lo que significa que tiene un impacto en la producción de energía, en las hormonas tiroideas y en el sistema inmunológico. Durante el día, se vierten en la sangre diversas cantidades de cortisol, y el momento y el ritmo de este vertido son tan importantes como la cantidad producida.

Debería ser más alta por la mañana (cuando uno se prepara para el día que tiene por delante) y más baja por la noche (cuando uno se va a la cama).

Corticoides minerales
El corticoide mineral más importante es la aldosterona, que controla el equilibrio entre la sal y el agua en el cuerpo. También ayuda a regular la reabsorción del sodio y la excreción del potasio por los riñones. Es, además, una de las muchas hormonas que pueden influir en la evolución de la hipertensión.

DHEA
La DHEA, conocida también por el bonito nombre de *dehidroepiandrosterona*, es el paso previo de las hormonas sexuales: el estrógeno y la testosterona. También actúa en nuestro nombre para invertir los efectos de un nivel elevado de cortisol, pero a veces, cuando el cortisol sigue alto (si la tensión es crónica), los niveles naturales de DHEA bajan. La DHEA es importante para la energía, el sueño, el deseo sexual y evitar el síndrome premenstrual.

La médula
Es la parte interior, más pequeña, de las glándulas suprarrenales y está formada por una masa de tejido nervioso que segrega unas hormonas llamadas *catecolaminas*, que son la adrenalina y la noradrenalina.

Adrenalina
Es la hormona clásica del luchar o huir, que fomenta la expansión de los vasos sanguíneos, aumenta la presión sanguínea, los niveles de glucosa en la sangre y el ritmo cardíaco.

Noradrenalina
Esta hormona es la cara opuesta de la adrenalina, y hace que los vasos sanguíneos se compriman.

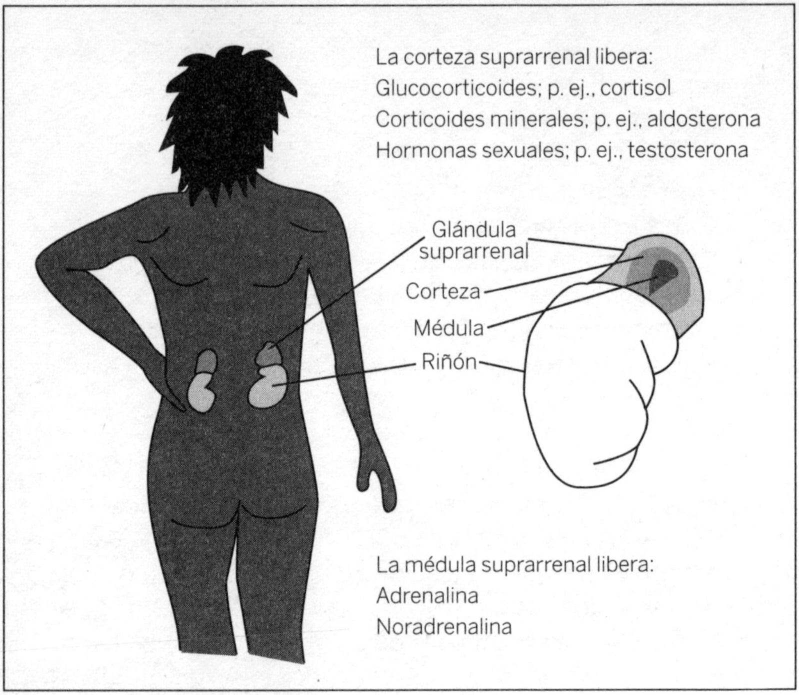

El límite de la resistencia

En la actualidad, es muy habitual pasar muchos años resistiendo (segunda fase), y si se acumula grasa en el centro del cuerpo, lo más probable es que se esté en esta fase. El cuerpo hace simplemente todo lo que puede con el fin de equiparnos para una invasión constante de estrés, para ayudarnos a hacer frente a las amenazas y ansiedades que percibe ante nosotros cada día, y para mantenernos en funcionamiento con la mayor eficacia posible.

Algunas personas pasan toda su vida resistiendo, y en apariencia son bastante felices. Parece que se recuperan después de cada contratiempo y siguen *viviendo de adrenalina*. Pero ese cuerpo sufre, y es muy vulnerable. Un conflicto importante, un accidente o un trauma pueden precipitarlas con facilidad hacia el colapso total. Algo relativamente leve también puede ser la última gota que colme el vaso de una persona que vive al borde del ataque. Hay mucha gente a la que se le cae el cabello (o le salen canas) después de un trauma, y el cuerpo no acaba de recuperarse jamás.

Se conoce como *colapso físico*, y hay muchos ejemplos. Una vez traté a un hombre que trabajaba en la ciudad, tenía un trabajo estresante y, como muchos, intentaba abarcar demasiado. Ni hablar de renunciar a ver un partido de rugby el fin de semana, seguido de una noche de copas con los amigos, aunque estuviera con un resfriado de mil demonios. Sin embargo, era demasiado para su pobre cuerpo con estrés crónico. El ataque le cogió en un pub y le condujeron al hospital con una afección autoinmune que le dejó paralizado por completo durante días, y parcialmente paralizado durante meses. Ahora ha vuelto al trabajo, pero incluso al cabo de un año, una parte de su cara sigue *perezosa* y decae si está cansado.

El doctor Selye, conocido como el *Abuelo del Estrés*, y autor de *The Stress of Life*[1], dijo: «Nadie puede vivir toda una vida sin experimentar un cierto nivel de estrés. Se puede pensar que tan sólo una enfermedad grave o una lesión física o mental intensa pueden causar estrés. Es falso. Cruzar una calle con mucho tráfico, beber alcohol, o incluso la alegría pura, bastan para activar los mecanismos de estrés en el cuerpo. Pero no es necesariamente malo; es también la salsa de la vida, porque cualquier emoción, cualquier actividad causa estrés. Aunque, por supuesto, el sistema debe estar preparado para asumirlo. El mismo estrés que es perjudicial para una persona, puede ser estimulante para otra».

Así pues, si algo está totalmente claro en la investigación de cómo el estrés afecta al cuerpo es que cada cual reacciona ante la tensión extrema de forma distinta. Dos personas aparentemente similares pueden encontrarse en la misma situación, pero si bien una puede considerarla de lo más estresante, quizá la otra la juzgue apasionante. Pongamos, por ejemplo, las montañas rusas: a algunas personas les encantan, y otras, las odian. La ruta es la misma, pero la percepción de cada cual hace que la experiencia sea distinta.

El estrés puede hacer que algunas personas quieran comer más, mientras que otras comen muy poco. Hay quien pierde el apetito, e incluso adelgaza, en tanto que otros engordan a un ritmo alarmante. Y eso es muy importante en este libro. El factor clave en términos de control de peso es pensar en «cómo reacciona mi cuerpo y se enfrenta con el estrés».

Como parte de un estudio, los investigadores dieron unos puzles para estimular el estrés en un grupo de mujeres, y después compararon los resultados de las que tenían una elevada proporción cintura/cadera (*véase* p. 48) con los de las mujeres cuya proporción era baja. Descubrieron que las mujeres con grasa en la cintura tendían a producir más cortisol en situaciones tensas, y también habían declarado que su vida era más estresante[2].

Trastornos de las glándulas suprarrenales

La enfermedad de Addison y el síndrome de Cushing son dos de los principales trastornos suprarrenales, y cada uno de ellos es el efecto de una disfunción extrema de las glándulas suprarrenales.

La enfermedad de Addison es un problema de hipofunción, que significa simplemente que las glándulas no producen suficientes hormonas. Los síntomas pueden ser pérdida de peso, debilidad muscular, fatiga, presión arterial baja, hiperpigmentación (oscurecimiento de la piel), náuseas, diarrea, cansancio, cambios de humor, letargia y depresión.

El síndrome de Cushing es el resultado del extremo opuesto; es decir, las glándulas suprarrenales se encuentran en un estado de hiperfunción y producen demasiadas hormonas. Los síntomas son acumulación de peso en el centro del cuerpo, depresión, insomnio, falta de apetito sexual, hipertensión, resistencia a la insulina, diabetes y, en las mujeres, menstruación irregular. Muchos de estos síntomas son similares a los que origina la reacción del cuerpo al cortisol adicional que se libera cuando uno está en tensión. Un síndrome de Cushing completo es muy raro, pero ilustra los cambios sutiles en la forma del cuerpo y en la salud que pueden darse por el hecho de tener demasiadas hormonas del estrés circulando por ahí.

Cortisol, el diablo disfrazado

Ya ha quedado bastante claro que el cortisol es el responsable de que el cuerpo almacene grasa, de que aumente el apetito y de que la grasa quede bloqueada en la cintura[3]. Pero el cortisol no deja de ser una hormona importante para el cuerpo, de modo que, como siempre, es cuestión de equilibrio.

Los niveles de cortisol sólo se elevan demasiado (y se mantienen elevados) si la vida es un estrés continuo. Una gran concentración de esta hormona significa que el cuerpo pensará que necesita estar permanentemente abasteciendo de combustible y almacenando grasa en la cintura, lista para convertirla en energía y combatir así más estrés. En una situación de tensión constante, un nivel de cortisol elevado indica al hígado que debe liberar sus reservas de glucosa (combustible que se convertirá en energía) para hacer frente a un *ataque* inminente. Asimismo el cortisol ordena a las células grasas del centro del cuerpo que liberen grasa para generar combustible y que la viertan directamente en el flujo sanguíneo. El resultado es que la glucosa (azúcar) y la grasa entran en acción, dispuestas para luchar o huir, pero si la persona sigue sentada ante la mesa o detrás del volante, echando chispas, la grasa y el azúcar no se consumen.

Al cabo de un rato, el alto nivel de azúcar de la sangre instará al páncreas a liberar la hormona insulina. Es como una orden para que el cuerpo almacene grasa, y desencadena un antojo de algo dulce y grasiento como el chocolate. Por lo tanto, no es una debilidad lo que nos conduce hacia la nevera... ¡Es una necesidad física irrefutable!

Por desgracia, las células grasas abdominales tienen muchos receptores de cortisol (cuatro veces más que en ninguna otra parte del cuerpo), de modo que si hay demasiada tensión y el nivel de cortisol es elevado, las células grasas abdominales lo estarán pidiendo, y animarán al organismo a almacenar más grasa en ese sector. Eso explica por qué la grasa se acumula tan fácilmente alrededor de la cintura.

Síntomas de estrés

Sea cual sea la causa del estrés, si se está bajo presión y los niveles de cortisol son elevados, se puede experimentar alguno de los siguientes síntomas:

- tendencia a acumular grasa en la cintura;
- más apetito;
- más deseo de chocolate, dulces, pan, pasteles, cafeína y alcohol (sobre todo, cualquier combinación de hidratos de carbono y grasas, como chocolate y pasteles, porque son especialmente elevados en calorías);
- un bajón entre las cinco y las seis, cuando se siente la necesidad de tomar una taza de té o café y/o algo dulce para acabar de pasar la tarde;
- un sistema inmunológico bajo (resfriados e infecciones frecuentes);
- dolores de cabeza;
- morderse las uñas y tirar de las pieles que hay alrededor;
- rechinar de dientes (la mejor forma de saber si los dientes rechinan durante el sueño es tomar un bol de *muesli* para desayunar: si se nota el dolor en las mandíbulas, conviene pedir hora al dentista para que prepare una protección contra mordeduras);
- colesterol alto;
- oscilaciones del nivel de azúcar en la sangre;
- problemas digestivos (como hinchamiento y flatulencia);
- dolor en el pecho (conviene acudir al médico si se tiene dolor en el pecho, porque los efectos de las hormonas del estrés se parecen a los de los problemas de corazón);
- dolor muscular;
- dolor en hombros y cuello (las hormonas del estrés mantienen tensos algunos músculos, listos para luchar o huir);
- pérdida del cabello;
- menstruaciones ausentes o irregulares (el sistema reproductor es el único sistema del cuerpo que puede dejar de funcionar sin matar, de modo que cuando hay tensión el

cuerpo no invierte energía y recursos en los órganos reproductores);
- dificultad para concentrarse y pérdida de memoria;
- depresión;
- incremento de los síntomas premenstruales;
- metabolismo más lento (lo que dificulta la pérdida de peso en general);
- menos apetito sexual;
- cansancio, incapacidad para dormir bien;
- tendencia a recobrar las energías al atardecer y/o despertarse a medianoche con dificultades para volver a conciliar el sueño, y después, por la mañana, desear desesperadamente seguir durmiendo cuando hay que levantarse (la causa es que el ritmo diario de cortisol no está sincronizado, el cortisol debería empezar a subir por la mañana, para despertar y estar alerta, y bajar por la noche antes de acostarse).

Las mujeres y el estrés

Por desgracia, las mujeres son mucho más vulnerables que los hombres ante los efectos del estrés, sobre todo al estrés mental. Tienden a preocuparse más y no adoptan esa actitud calmosa ante la vida. En la clínica he visto mujeres que admitían libremente que pueden preocuparse por cualquier nimiedad. Muchas mujeres parecen tener una necesidad natural de querer arreglarlo todo y hacer feliz a todo el mundo. Siempre pensamos en los demás, sobre todo en la familia, e intentamos serlo todo para todo el mundo. Obviamente, eso es muy difícil de conseguir, casi imposible en realidad, y también muy estresante.

Aunque una mujer puede pensar que vive sin tensiones –quizá ha abandonado aquel trabajo tan estresante para estar con los niños, o finalmente ha conseguido que sus deudas estén bajo control–, es posible que sufra lo que se ha denominado síndrome de la mujer acelerada. Un investigador estadounidense, el doctor Brent Bost, lo ha identificado como algo que experimentan las mujeres entre los veinticinco y los cincuenta y cinco años, cuando intentan hacer demasiadas cosas en un espacio breve de tiempo. Según él, normalmente están agobiadas, haciendo malabarismos con las exigencias del trabajo, de la vida familiar, las tareas domésticas y el cuidado de familiares mayores. En resumen, un estrés interminable y continuo.

Algunas mujeres han estado expuestas a muchas situaciones realmente estresantes, mientras que otras pueden ser más vulnerables psicológicamente al estrés, y reaccionan de forma exagerada ante la tensión percibida. El resultado final es el mismo. Ambos grupos de mujeres tendrán una mayor exposición al cortisol a lo largo de su vida.

La prueba del estrés

¿Cómo se puede saber si hay estrés? La mayoría pensamos que más o menos tenemos una idea al respecto, pero lo que realmente importa es hasta qué punto el estrés afecta a la salud. Hay varias formas de valorar el estrés (en el capítulo 9 se presenta una prueba de laboratorio), pero una simple lista de control puede ser una buena forma de empezar.

Normalmente, los psicólogos utilizan lo que se ha denominado *Social Readjustment Rating Scale* (Escala para la Valoración de la Readaptación Social). En un principio, se ideó como instrumento de predicción para valorar la probabilidad de que alguien sea víctima de problemas relacionados con el estrés, como ansiedad o depresión. Pero también se puede utilizar para obtener una indicación del nivel de estrés.

A partir de la lista de las páginas siguientes, se suman los puntos de los sucesos vividos en el último año. Si un suceso determinado ha ocurrido más de una vez en los últimos doce meses, hay que multiplicar su valor por el número de veces.

Puede parecer extraño incluir la Navidad en la enumeración, dado que es un acontecimiento anual inevitable, pero el objeto de esta lista de control es conseguir una buena imagen de los acontecimientos estresantes que se han acumulado durante el año. Muchas mujeres consideran que la Navidad es un período de gran tensión: comprar regalos, comprar comida y prepararla, y después relacionarse con la familia política y demás familiares, puede ser la gota que colme el vaso de un año ya de por sí estresante. También las vacaciones aparecen como fuente de estrés, aunque en teoría deberían servir para que uno se relaje. Es porque muchas personas consideran que las semanas previas a las vacaciones –preparativos, hacer las maletas, atar cabos sueltos– son muy estresantes. Y algunas familias opinan que pasar una semana o dos fuera de casa, todos juntos, también provoca estrés.

Si la puntuación está entre 0 y 149, el último año ha sido muy poco estresante, y los psicólogos estimarían que existe un 30 % de posibilidades de desarrollar una enfermedad relacionada con el estrés o de otro tipo en un futuro próximo.

Una puntuación de entre 150 y 299 da un 50 % de posibilidades de sufrir una enfermedad relacionada con el estrés o de no sentirse bien en un futuro próximo. Habría que hacer balance ahora y reducir los niveles de estrés en los ámbitos que se puedan controlar.

Suceso estresante	Puntuación
Muerte del cónyuge	100
Divorcio	73
Separación matrimonial (o de otra relación íntima)	65
Encarcelamiento	63
Muerte de un familiar cercano	63
Daño personal o enfermedad	53
Comprar una vivienda o trasladarse	50
Casarse	50
Despido de un trabajo o reducción de plantilla	50
Cuidar familiares enfermos o ancianos	47
Reconciliación matrimonial	45
Cambio en la salud o en la conducta de un familiar	44
Embarazo	40
Dificultades sexuales	40

Suceso estresante	**Puntuación**
Entrada de otro miembro en la familia por adopción o nuevo matrimonio	39
Cambio de empresa	38
Cambio en la situación financiera	37
Muerte de un amigo íntimo	36
Cambio de ocupación	35
Aumento de las discusiones con la pareja	35
Firmar una hipoteca	35
Aumentar o disminuir la responsabilidad en el trabajo	29
Un/a hijo/a que se va de casa	29
Problemas con la familia política	29
Viajar cada día de casa al trabajo, y viceversa	28
El cónyuge empieza un nuevo trabajo, o abandona un trabajo	26
Empezar o dejar la escuela/universidad	26
Cambio de las condiciones de vida	25
Cambio en los hábitos personales	24
Problemas con un superior	23
Cambio del horario o de las condiciones laborales	20
Cambio de las condiciones de vida (p. ej., obras)	20
Cambio en el tipo y/o la cantidad de ocio	19
Cambio en las actividades sociales	18
Compra importante (p. ej., un coche)	17
Cambio en la calidad del sueño	16
Cambio en la cantidad de reuniones familiares	15
Vacaciones	13
Navidad	12
Infracciones menores de la ley (p. ej., una multa)	11

Conviene prestar especial atención a la dieta y consultar en el capítulo 5 la información sobre los complementos y las hierbas medicinales que reducen el estrés.

Si se han sumado más de 300 puntos, el año ha sido malo y es realmente importante empezar a cuidarse ahora. Por la puntuación se puede suponer que existe un 80 % de probabilidades de sufrir una enfermedad relacionada con el estrés en un futuro próximo. Conviene seguir estrictamente las recomendaciones de este libro y dar al cuerpo y a la mente la oportunidad de recuperarse.

Sin embargo, aunque los cuestionarios de este tipo pueden ser útiles, no ofrecen una imagen completa. La lista anterior incluye lo que llamaríamos principales sucesos estresantes, cambios claros en la vida. Pero el tipo de estrés con el que yo me encuentro más a menudo en la clínica, y el que yo asociaría con la grasa en la cintura, es el estrés que nos afecta cada día y nos pone bajo presión constante. Es la incesante ronda de trabajos y tareas que hay que completar en veinticuatro horas, los malabarismos que nos obligan a estar alerta durante todo el día. Pongamos, por ejemplo, una madre trabajadora que al levantarse por la mañana debe enfrentarse al caos de despertar a sus hijos, alimentarles, vestirles, vestirse ella y salir corriendo para no perder el tren. Está tensa todo el día en el trabajo, y después se siente estresada y culpable por ser una mala madre. Por las noches y los fines de semana, debe ocuparse de la limpieza y la compra que no ha hecho durante la semana, y se pasa la vida intentando ser madre, pareja, amante, hija y colega de trabajo, siempre con la sensación constante de no tener tiempo para ella.

Ése es el tipo de tensión que desgasta; está ahí un día sí y otro también, al contrario que los cambios o sucesos estresantes de la lista del cuestionario anterior. Aunque, sin duda, también provocan estrés, es evidente que se trata de una cuestión de causa y efecto. Pero la tensión diaria no cesa y parece que no tiene solución porque siempre hay demasiadas cosas que hacer, hay que hacerlo todo, todo depende de uno. El resultado es que los niveles de cortisol acaban siendo crónicamente elevados porque el cuerpo piensa que está constantemente luchando por la vida, y en cierto modo, así es. Es posible que, para superarlo, se recurra a varias pautas de evasión, como:

- comer en exceso, sobre todo dulces, chocolate, pasteles, pan, etcétera;
- beber demasiado alcohol;
- utilizar el café y/o el té para afrontar el día;
- gastar en demasía (utilizar la terapia de la compra para liberar tensión);

– ver demasiado la televisión (para no tener que pensar);
– fumar.

También se pueden experimentar sentimientos de inutilidad y cambios salvajes de humor, como ataques de llanto, agresividad y ansiedad.

Encontrar una salida

Es posible que una mujer dispuesta a hacer todo lo que sea preciso para aliviar esa tensión introduzca cambios importantes en su vida y, a pesar de ello, siga conservando esa grasa en la cintura. ¿Por qué? Porque el cuerpo necesita su tiempo para asimilar el mensaje de que es seguro eliminar peso y que la amenaza que percibe ya no está ahí. El cuerpo ha vivido en modo de supervivencia durante tanto tiempo que, durante algún tiempo más, seguirá funcionando de esa manera.

Ésa es la mala noticia.

La buena noticia es que el cuerpo es muy adaptable, y una vez que el peso empieza a cambiar, la cintura es el primer lugar de donde se va. El cuerpo tiene que recibir una nueva serie de mensajes para curarse y aprender a funcionar de otra forma. Aplicar los cambios que recomendamos en este libro durante unos tres meses marcará la diferencia. Cuando se elimine el peso de la cintura, no se recuperará porque, en el momento en que aparezca la sensación de que la vida exige demasiado o se pase por un suceso estresante, se podrán reconocer los signos en seguida y se sabrá qué hacer.

Capítulo 2
¿Grasa corporal buena o mala?
(Por qué la grasa de la cintura no desaparece aunque se siga un régimen y cómo es que las células grasas tienen criterio propio)

En primer lugar, conviene saber que no toda la grasa del cuerpo es mala; de hecho, es necesario una cierta cantidad. La grasa tiene un papel esencial en las diversas funciones del cuerpo: lo aísla del frío y mantiene la piel y las arterias flexibles. También actúa como almohada, protege nuestros órganos y es una fuente de energía almacenada a la que es muy fácil recurrir. No obstante, un exceso de grasa en el lugar incorrecto puede acortar la vida.

Las células grasas

Las células grasas empiezan a formarse ya en el útero y siguen formándose hasta la pubertad. Las mujeres tenemos más células grasas que los hombres. Un hombre tiene 26.000 millones de células grasas (o lipocitos/adipocitos) en su cuerpo, mientras que las mujeres, como media, tenemos 35.000 millones. Y una mujer normal tiene un 27 % de grasa, mientras que la media de los hombres es de sólo un 15 % de su peso. No es una broma cruel de la biología; tiene un sentido evolutivo. La grasa es esencial para que tenga lugar la reproducción, y la naturaleza, que es astuta, se esfuerza por tener siempre grasa almacenada en el cuerpo de la hembra por si queda embarazada. La grasa es también necesaria para la ovulación: si la mujer pierde mucha grasa corporal, puede interrumpirse la menstruación. De nuevo, la naturaleza no está loca. Si registra una hambruna (poca grasa corporal) es que el alimento va escaso, de modo que no es oportuno que la mujer quede embarazada.

Cuando una hembra llega a la pubertad, se le ha asignado un suministro de células grasas y, tanto si es abundante como si es escaso, la cantidad de células grasas que llevará encima siempre será la misma. Cuando se ingiere grasa (el cuerpo desvía el alimento sobrante para reservarlo) no se ganan nuevas células grasas, simplemente se *llenan* las que hay. Independientemente de la grasa que se gane, no se producirán más células grasas, sino que las existentes se hincharán, en ocasiones hasta seis veces su tamaño mínimo. Al contrario, cuando se pierde peso, las células grasas encogen.

Nota: Como con cualquier norma, siempre hay excepciones, y el cuerpo puede crear nuevas células grasas durante el embarazo.

¿Exceso de peso o exceso de grasa?

La medida más aceptada comúnmente para saber si alguien tiene exceso de peso se conoce como *índice de masa corporal* (IMC). Es el coeficiente entre la altura y el peso, y se calcula dividiendo el peso en kilogramos por el cuadrado de la altura en metros. Por ejemplo, si alguien pesa 63,5 kilos y mide 1,68 metros, el IMC será $63{,}5 \div 1{,}68^2 = 22{,}5$ (*véase* gráfico, p. 46). El resultado de este cálculo (que suele ser entre 20 y 40) entra, en general, dentro de una categoría de peso.

¿Qué significa el IMC?

Menos de 20: peso más bajo de lo normal;
20-25: normal;
25-30: sobrepeso;
30-40: obesidad;
más de 40: obesidad mórbida.

Según la Organización Mundial de la Salud el IMC medio en España es aproximadamente de veinticinco en mujeres y veintiséis en hombres, en ambos casos justo en la parte superior de lo normal y más bien cerca del sobrepeso.

Un 47,7 % de las mujeres españolas tiene sobrepeso, y un 55,8 % de los hombres. Casi un 16 % de la población es obesa, y esta proporción es ligeramente mayor en mujeres que en hombres.

España es uno de los países europeos donde el impacto de la obesidad es mayor, y de hecho es responsable directamente del 5,5 % de la mortalidad general (alrededor de dieciocho mil muertes anuales). Si, además, se tiene en cuenta la mortalidad indirecta, la cifra se eleva hasta el 8,5 % (veintiocho mil muertes anuales).

La mayor relación entre el incremento del IMC y el aumento de la mortalidad en general y de origen cardiovascular se da en la franja de edad de treinta a cuarenta y cuatro años en los hombres y de cuarenta y cinco a cincuenta y cuatro años en las mujeres[1].

Pero el inconveniente del IMC como medida es que no tiene en cuenta las diferencias entre grasa, huesos, órganos y musculatura. Los músculos suelen ser más pesados que la grasa, de modo que el IMC de una persona fornida, muy en forma, podría ser más alto que el de una persona más gorda que no está en forma. Igualmente, es posible tener exceso de grasa y no exceso de peso, y registrar, por lo tanto, un IMC relativamente bajo. Esto no significa que se trate de una persona sana y saludable. Es muy importante tener en cuenta dónde está situada la grasa.

¿Cómo se puede medir, entonces, la grasa corporal? Hasta hace relativamente poco, los gimnasios atacaban a sus clientes con unas tenazas gigantes, que podían *pellizcar*, literalmente, la grasa de diversas partes del cuerpo y calcular (más o menos) cuánta grasa había. Hoy todos los gimnasios tienen máquinas para medir el porcentaje de grasa, o se pueden comprar a buen precio en las tiendas de accesorios de baño. Se coge cada lado de la máquina con las dos manos, o se sube a un grupo modificado de balanzas con los pies desnudos. Una corriente eléctri-

Gráfico para calcular el índice de masa corporal

Altura en centímetros

Peso en kilogramos

	142	145	147	150	152	155	158	160	163	165	168	170	173	175	178	180	183
40	20	19	19	18	17	17	16	16	15	15	14	14	13	13	13	12	12
41	20	20	19	18	18	17	16	16	15	15	15	14	14	13	13	13	12
42	21	20	19	19	18	17	17	16	16	15	15	15	14	14	13	13	13
43	21	20	20	19	19	18	17	17	16	16	15	15	14	14	14	13	13
44	22	21	20	20	19	18	18	17	17	16	16	15	15	14	14	14	13
45	22	21	21	20	19	19	18	18	17	17	16	16	15	15	14	14	13
46	23	22	21	20	20	19	18	18	17	17	16	16	15	15	15	14	14
47	23	22	22	21	20	20	19	18	18	17	17	16	16	15	15	15	14
48	24	23	22	21	21	20	19	19	18	18	17	17	16	16	15	15	14
49	24	23	23	22	21	20	20	19	18	18	17	17	16	16	15	15	15
50	25	24	23	22	22	21	20	20	19	18	18	17	17	16	16	15	15
51	25	24	24	23	22	21	20	20	19	19	18	18	17	7	16	16	15
52	26	25	24	23	23	22	21	20	19	19	18	18	17	17	16	16	16
53	26	25	25	24	23	22	21	21	20	19	19	18	18	17	17	16	16
54	27	26	25	24	23	22	22	21	20	20	19	19	18	18	17	17	16
55	27	26	25	24	24	23	22	21	21	20	19	19	18	18	17	17	16
56	28	27	26	25	24	23	22	22	21	21	20	19	19	18	18	17	17
57	28	27	26	25	25	24	23	22	21	21	20	20	19	19	18	18	17
58	29	28	27	26	25	24	23	23	22	21	21	20	19	19	18	18	17
59	29	28	27	26	26	25	24	23	22	22	21	20	20	19	19	18	18
60	30	29	28	27	26	25	24	23	22	22	21	21	20	20	19	19	18
61	30	29	28	27	26	25	24	24	23	22	22	21	20	20	19	19	18
62	31	30	29	28	27	26	25	24	23	23	22	21	21	20	20	19	19
63	31	30	29	28	27	26	25	25	24	23	22	22	21	21	20	19	19
64	32	31	30	28	28	27	26	25	24	24	23	22	21	21	20	20	19
65	32	31	30	29	28	27	26	25	24	24	23	22	22	21	21	20	19
66	33	32	31	29	29	27	26	26	25	24	23	23	22	22	21	20	20
67	33	32	31	30	29	28	27	26	25	25	24	23	22	22	21	21	20
68	34	33	31	30	29	28	27	27	26	25	24	24	23	22	21	21	20
69	34	33	32	31	30	29	28	27	26	25	24	24	23	23	22	21	21
70	35	34	32	31	30	29	28	27	26	26	25	24	23	23	22	22	21
71	35	34	33	32	31	30	28	28	27	26	25	25	24	23	22	22	21
72	36	35	33	32	31	30	29	28	27	26	26	25	24	24	23	22	21
73	36	35	34	32	32	30	29	29	27	27	26	25	24	24	23	23	22
74	37	36	34	33	32	31	30	29	28	27	26	26	25	24	23	23	22
75	37	36	35	33	32	31	30	29	28	28	27	26	25	24	24	23	22
76	38	37	35	34	33	32	30	30	29	28	27	26	25	25	24	23	23
77	38	37	36	34	33	32	31	30	29	28	27	27	26	25	24	24	23
78	39	38	36	35	34	32	31	30	29	29	28	27	26	25	25	24	23
79	39	38	37	35	34	33	32	31	30	29	28	27	26	26	25	24	24
80	40	39	37	36	35	33	32	31	30	29	28	28	27	26	25	25	24
81	40	39	38	36	35	34	32	32	30	30	29	28	27	26	26	25	24
82	41	40	38	36	35	34	33	32	31	30	29	28	27	27	26	25	24
83	41	40	39	37	36	35	33	32	31	30	29	29	28	27	26	26	25
84	42	41	39	37	36	35	34	33	32	31	30	29	28	27	27	26	25
85	42	41	40	38	37	35	34	33	32	31	30	29	28	28	27	26	25
86	43	42	40	38	37	36	34	34	32	32	30	30	29	28	27	27	26
87	43	42	41	39	38	36	35	34	33	32	31	30	29	28	27	27	26
88	44	43	41	39	38	37	35	34	33	32	31	30	29	29	28	27	26
89	44	43	42	40	39	37	36	35	33	33	32	31	30	29	28	27	27
90	45	44	42	40	39	37	36	35	34	33	32	31	30	29	28	28	27

ca pasa (sin hacer daño) por todo el cuerpo, y la máquina mide cuánto tarda la corriente en ir de una mano a otra (o de un pie a otro). El tejido magro conduce mucho mejor la electricidad que el tejido graso. Por lo tanto, cuanta más musculatura haya, más rápidamente pasará la corriente; cuanta más grasa, más despacio. La velocidad se convierte después en *porcentaje de grasa*. No duele y es un método bastante exacto.

¿Cuánto es demasiado?

Cada persona es distinta y, como he dicho antes, las mujeres suelen tener más grasa que los hombres. Además, tendemos a acumular más grasa a medida que nos hacemos mayores, menos activos y perdemos masa muscular. Así deberían ser las cifras:

Nivel saludable de grasa corporal

Edad	Porcentaje saludable
18-29	19-24
30-39	20-26
40-59	21-28
60-79	22-29

Sin embargo, creo que la cifra más importante para determinar la salud y el bienestar no es ni el IMC ni el porcentaje de grasa corporal, sino una medida mucho más simple: la diferencia de tamaño entre las caderas y la cintura. Es la forma de medir la grasa de la cintura y el mejor indicador de si la persona es vulnerable o no ante todos los riesgos de salud que comporta la grasa.

Si se tienen michelines y se puede pellizcar la grasa que hay alrededor de la cintura, conviene seguir las recomendaciones de este libro. Pero las personas necesitan un cierto margen; todos no somos supermodelos. ¿Cómo saber, pues, cuánto es demasiado?

Se coge una cinta métrica y se compara la medida de la cintura (en el punto más delgado) con la medida de la cadera (en el punto más ancho), y se divide la cifra de la cadera por la de la cintura para saber lo que se conoce como *índice cintura/cadera*.

Por ejemplo, 86 cm (cintura) ÷ 94 cm (cadera) = 0,9

Una cifra superior a 0,8 significa que el cuerpo tiene forma de manzana y hay que seguir leyendo. Por debajo de 0,8 significa que el cuerpo tiene forma de pera y será mejor prestar este libro a alguna amiga que lo necesite.

Es importante comprender que dos mujeres pueden pesar lo mismo, tener el mismo IMC e incluso el mismo porcentaje de grasa, y sin embargo, si una de ellas tiene más peso alrededor de la cintura que en las caderas y el trasero, corre un riesgo mucho mayor de sufrir una enfermedad grave.

El índice cintura/cadera es un indicador de posibles problemas; no obstante, a menudo la profesión médica lo ignora. Durante las revisiones médicas se nos mide el peso y la altura, pero no la circunferencia de la cintura. ¿Por qué no se tiene en cuenta?

Un comentario en una revista médica decía: «Muchos médicos se sienten más cómodos midiendo el nivel de insulina en el plasma y recetando medicamentos sensibilizadores de la insulina que midiendo la circunferencia de la cintura y hablando de dieta y actividad física»[2].

Las cinturas se ensanchan

La investigación llevada a cabo por el Departamento de Sanidad británico en 2005 demuestra que las personas del Reino Unido tienen las barrigas más grandes registradas en toda su historia. Entre 1993 y 2004, las cinturas de las mujeres se hincharon una media de 4,1 cm, hasta llegar a los 86,6 cm, y las de los hombres una media de 3,8 cm, hasta los 97,5 cm. Unas cifras publicadas en 2005 demostraban que entre 1951 y 2004 las cinturas de las mujeres habían aumentado 16,5 cm.

Pero comparemos otros cambios en altura, pecho y caderas:

	1951	2004	Diferencia
Altura	1,60 cm	1,63 cm	3 cm
Pecho	93 cm	96 cm	3 cm
Caderas	98 cm	101 cm	3 cm
Cintura	69 cm	85 cm	16 cm

Fuente: National Sizing Survey

Así pues, en general, somos más altos y más grandes, pero hay una gran diferencia entre los 3 cm que se han ganado en altura, pecho y caderas, y los 16 cm que se han ganado en cintura. Sin duda, hemos perdido nuestra tradicional figura de reloj de arena (sinónimo de la forma de pera); las mujeres tenemos más tendencia a adquirir forma de manzana y, por lo tanto, somos más vulnerables a los riesgos asociados a la salud.

La grasa de la barriga es grasa tóxica

Los científicos siempre habían supuesto que la grasa no era más que una forma útil de almacenar energía. Tener suficiente comida era la base de la supervivencia, y las células grasas se podían gastar en épocas de hambre o asedio. En los últimos años, sin embargo, han descubierto que, en realidad, la grasa tiene criterio propio, actúa igual que un órgano endocrino (que segrega hormonas) y produce su propia gama de hormonas[3].

La grasa, conocida también como *tejido adiposo*, fabrica una gama de mensajeros químicos como agentes que coagulan la sangre, sustancias que contraen los vasos sanguíneos y elevan la presión sanguínea (vasoconstrictores), agentes inflamatorios, hormonas y moléculas que controlan el hambre. Las

Tipos de células grasas

La grasa subcutánea o periférica se almacena bajo la piel y actúa como aislante para proteger el cuerpo de temperaturas extremas o para que podamos sentarnos cómodamente en una silla. Este tipo de grasa, que suele situarse alrededor de las caderas y los muslos, es relativamente inofensiva.

La grasa visceral o central sirve como amortiguador de golpes y escudo protector de los órganos vitales del cuerpo, ya sea el corazón, el hígado, los riñones, el cerebro o la médula espinal. Todos necesitamos algo de grasa visceral para proteger nuestros órganos, pero es esa grasa central (que en parte no podemos ver porque está muy adentro) la que puede provocar problemas si hay demasiada. Es el tipo de grasa que da forma de manzana.

El cuerpo de las niñas y los niños se estira en línea recta, sin cintura (manzana pequeña). Los niños suelen seguir así hasta que se convierten en hombres, pero cuando las niñas llegan a la pubertad, o bien siguen con forma de manzana, o adquieren forma de pera, y parece que una opción u otra viene determinada genéticamente. Las mujeres con forma de pera se rigen más por los estrógenos, que les confieren una figura mucho más femenina, curvada, tipo reloj de arena, normalmente asociada con la fertilidad y la reproducción. Las mujeres con forma de manzana tienen una figura más masculina, debido a la testosterona. Esta diferencia, en sí misma, no es un problema y sólo es peligrosa cuando la mujer con forma de manzana gana peso, porque inevitablemente acumulará grasa visceral, que se asienta en el centro del cuerpo, con todos los riesgos de salud que ello comporta.

células grasas también pueden provocar una reacción inmunológica del cuerpo, que genera inflamaciones. En términos evolutivos, esta respuesta inflamatoria ha permitido que las reservas de grasa ayuden a combatir las infecciones. Las células grasas, además, segregan estrógenos y dos compuestos más –la resistina y el factor de necrosis tumoral alfa– que interfieren en el funcionamiento de la insulina.

Por desgracia, no toda la grasa del cuerpo se comporta de la misma forma, y es la grasa que tenemos en el centro (o grasa visceral [*véase* recuadro anterior]) la que actúa por su cuenta. Esta grasa es mucho más activa, metabólicamente hablando, que la grasa de los demás puntos, y se denomina *grasa tóxica* porque aumenta el riesgo de enfermedades cardíacas, hipertensión, derrame cerebral, cáncer y diabetes. Parece ser que la grasa que da forma de pera, alrededor de las caderas y los muslos, no funciona de la misma forma, y es relativamente inactiva e inerte.

Se ha descubierto que las células grasas de alrededor de la cintura son las más activas. Bombean sustancias que podrían ser útiles en pequeñas dosis, pero cuando hay demasiada grasa activa de este tipo se deteriora el delicado equilibrio del cuerpo. Eso puede influir en la forma en que se utiliza la insulina, y también elevar la presión arterial y aumentar el colesterol del cuerpo. Las células grasas abdominales pueden descomponer en un santiamén la grasa almacenada, por si se necesita más cuando se esté en situación de ataque (*véase* p. 23). Es entonces cuando los ácidos grasos resultantes entran en el flujo sanguíneo y pueden ser la causa de que la sangre tenga demasiada grasa y azúcar. Aunque eso puede ser útil si la vida está en peligro, cuando ésa no es la circunstancia (que es lo más habitual) aumenta el riesgo de diabetes (en el caso del azúcar) y de enfermedades cardíacas (en el caso de la grasa).

¿Barriga regordeta o síndrome X?

Hay una línea muy fina entre tener simplemente una barriga regordeta y el punto en que empieza a ser un riesgo para la salud. Los científicos que estudian el alarmante predominio de los problemas relacionados con la distribución de la grasa en forma de manzana le han dado un nombre: *síndrome metabólico*. Se conoce también como *síndrome X* o *resistencia a la insulina*.

La gran preocupación es que la grasa situada en la cintura puede desencadenar un efecto dominó que influye en muchas áreas del cuerpo. Ese problema, del que todos tenemos tendencia a pensar que es tan sólo una cuestión estética, puede convertirse muy rápidamente en una bola de nieve catastrófica, de gran alcance, que desencadena enfermedades cardíacas, diabetes, derrame cerebral, hipertensión e incluso cáncer.

¿Cómo empieza el efecto dominó?

El cortisol tiene mucho que decir al respecto. Como ya sabemos, un nivel alto de cortisol significa mucho azúcar en la sangre (glucosa) porque el cuerpo debe asegurarse de que dispone de suficiente combustible para hacer frente al ataque inminente. Cuando aumenta el azúcar en la sangre, el cuerpo tiene que reaccionar liberando insulina del páncreas para que la glucosa salga de la sangre y entre en las células a fin de proporcionarles energía. Pero si no necesitan esa energía (no hay que luchar o huir [*véase* p. 23]) el mecanismo por defecto es almacenar la glucosa en forma de grasa.

Si la tensión continúa (y normalmente así es) los niveles de cortisol permanecen altos, de modo que el cuerpo realiza nuevos intentos de elevar la concentración de azúcar en la sangre desencadenando la descomposición de las reservas de azúcar del hígado y los músculos. Eso es lo que provoca los antojos de azúcar o cafeína (porque el cuerpo insta a conseguir más combustible).

Todo ello hace que se libere más insulina para abordar la glucosa extra que tiene la sangre, y así sucesivamente. Y todo va bien..., durante un tiempo. El cuerpo es una máquina bien engrasada, habituada a enfrentarse con las subidas y bajadas del azúcar en la sangre. Pero con los años, ya no puede responder a la insulina como solía en un principio. Si se llega al límite demasiadas veces se adquiere una intolerancia o resistencia a esta hormona.

Resistencia a la insulina

La insulina no sólo regula la concentración de azúcar en la sangre sino también las reservas de grasa. Se asegura de que haya reservas de azúcar en las células musculares y del hígado (en forma de glucógeno) para ayudar a la formación de los músculos. Cuando estamos en tensión, el cortisol le dice al cuerpo que no almacene energía porque cree que va a necesitarla para luchar o huir. Es como si las células se volvieran perezosas y dejaran de responder a la insulina. Las células grasas echan más grasa en el torrente sanguíneo, las células del hígado producen más glucosa y las células musculares permiten que su proteína se descomponga para suministrar los aminoácidos que el hígado convertirá en más azúcar.

El cuerpo realiza un magnífico trabajo adaptándose hasta cierto punto a la situación, pero después sigue toda una serie de problemas. La resistencia a la insulina supone el principio de esos problemas y es el eje de una rueda de la que surgen muchos radios alarmantes (*véase* p. 63).

Hinchar la manzana

Las mujeres podemos tener grasa en la cintura a cualquier edad por uno u otro de los motivos comentados en este libro, pero en algunos momentos de nuestra vida somos más propensas a cambiar de forma que en otros. Esos momentos son el embarazo, después del parto, durante la lactancia y en la menopausia.

Embarazo

El embarazo es una de esas épocas de nuestra vida en que el mensaje que el cuerpo recibe para almacenar grasa es de lo más convincente.

También durante el embarazo las mujeres son mucho más vulnerables ante los problemas del azúcar en la sangre que en cualquier otra época de su vida. La diabetes gestacional, por ejemplo, puede empezar durante el embarazo y suele desaparecer después del parto. La mitad de las mujeres que han tenido diabetes gestacional suelen desarrollar una diabetes completa de tipo 2 al cabo de diez o quince años del parto[4]. Esas mujeres tienden a ganar peso durante el embarazo y suelen dar a luz a bebés más grandes porque el elevado nivel de azúcar en la sangre hace que el bebé se desarrolle más.

Incluso en un embarazo sano, los niveles de cortisol aumentan y llegan al punto máximo al final del tercer trimestre[5], y con el cortisol aparece una mayor susceptibilidad a los cambios del azúcar en la sangre. Junto con las hormonas producidas durante esos nueve meses, esa gran concentración de cortisol puede llegar a bloquear la acción de la insulina. De ahí la tendencia a que muchas mujeres sean resistentes a la insulina durante la gestación y que un pequeño porcentaje (hasta un 4 %) acabe con una diabetes temporal (gestacional).

El hecho de que exista un mayor riesgo de diabetes gestacional en las mujeres de más de treinta y cinco años puede ayudar a explicar por qué las mujeres un poco mayores tienden a acabar con más peso en la cintura después de un embarazo tardío, aunque no hayan desarrollado una diabetes gestacional.

También se ha demostrado que las mujeres con una concentración muy elevada de cortisol durante el embarazo tienen bebés con un nivel de cortisol también elevado, que puede durar hasta los diez años. Eso puede manifestarse en forma de problemas psicológicos en los niños, y algunos expertos creen que el estrés prenatal debería considerarse de la misma forma que el tabaco o el alcohol en términos de efectos negativos en el bebé[6].

Después del nacimiento y en el período posparto, los niveles de cortisol pueden seguir altos en algunas mujeres[7], lo que dificulta la pérdida de peso. Pero si se siguen estrictamente las recomendaciones de este libro durante tres meses, se puede recuperar el equilibrio corporal.

Es importante que la mujer que ha tenido un bebé y esté pensando en tener otro elimine la grasa de la cintura antes del siguiente embarazo, y esto es así por dos motivos: primero, nunca es saludable estar embarazada y con sobrepeso, porque aumenta el riesgo de hipertensión y otros problemas, como las varices; segundo, si se inicia el embarazo con un nivel elevado de insulina, existe el riesgo de tener varios problemas, como mayor aumento de peso durante el embarazo, retención de líquidos y obesidad posparto, y un mayor riesgo de diabetes gestacional y de tipo 2 en el futuro[8].

Embarazos tardíos

Cuando se tiene un bebé a finales de los treinta o principios de los cuarenta, puede ser aún más difícil eliminar la grasa de la cintura.

Uno de los motivos es que, aunque no se note, el cuerpo se está preparando para la menopausia. No es raro experimentar calenturas y sofocos a los treinta y cinco, o *sudores nocturnos* si se está dando el pecho mientras las hormonas suben y bajan. Algunas mujeres no recuperan la menstruación después de la lactancia o sólo tienen un par de ellas y después desaparece para siempre.

El motivo de este cambio abrupto es que durante el embarazo el cuerpo experimenta una gran agitación hormonal. Durante meses tiene lugar una gran subida del nivel hormonal seguida de una caída masiva después del parto. También es un momento en que se almacena grasa porque el cuerpo se esfuerza por conservar toda la grasa adquirida durante el embarazo con el fin de tener suficientes reservas para amamantar al bebé. Se necesitan aproximadamente 650 calorías adicionales para producir la leche materna. Además, durante la lactancia el nivel de la hormona prolactina sigue alto para impedir la ovulación y evitar que la madre quede de nuevo embarazada demasiado pronto. Esto significa que los ovarios están casi *dormidos* durante todo el período del embarazo y la lactancia. Y algunas mujeres que se encuentran a finales de los treinta o principios de los cuarenta no consiguen que sus ovarios arranquen de nuevo cuando dejan de dar el pecho, y entran en una menopausia precoz.

Cuando la mujer llega a la menopausia, el cuerpo se muestra muy reacio a abandonar la grasa de la cintura. Es porque la grasa es una planta de producción de estrógeno. La menopausia ocurre porque los niveles naturales de estrógeno bajan, y el cuerpo sabe que el estrógeno que pueden producir las células grasas ayudará a proteger los huesos de la osteoporosis. Es un sistema muy inteligente, pensado para defender a la mujer, pero significa que con un régimen cualquiera y un poco de ejercicio no se eliminará esa grasa persistente.

El embarazo y el nacimiento son acontecimientos estresantes. El estrés es aún mayor si el cuidado del recién nacido debe combinarse con la atención a otros hijos mayores. Y esa actividad es físicamente mucho más ardua cuanto mayor es la madre. Después del embarazo, el cuerpo no se recupera con la misma rapidez que a los veinte, y el nivel de energía no es el mismo. La madre tiene que recurrir a la comida rápida y alimentos y bebidas energéticos, ya sea para recuperar fuerzas, ya sea porque no dispone de tiempo ni de energía para alimentarse correctamente cuando tiene otras bocas que alimentar. Todo es perfectamente natural y comprensible, pero el mensaje que involuntariamente está dando al cuerpo en voz alta y clara es: «¡Es una época de gran tensión, conviene almacenar grasa, de la forma que sea!».

Menopausia

A medida que nos hacemos mayores, tendemos a ganar peso. En general, se reduce la actividad, pero también de forma natural se pierde masa muscular, y eso hace más difícil quemar grasa. Aunque este problema lo experimentan por igual hombres y mujeres, las mujeres tienen la complicación añadida de los cambios hormonales de la menopausia.

La perimenopausia puede empezar entre diez y quince años antes que la menopausia. Muchas mujeres no notarán ningún síntoma, excepto que su cintura aumenta y que quizá sus menstruaciones ya no son tan regulares, porque la función de los ovarios empieza a disminuir. Aunque asociamos la menopausia con el arquetipo de mujer con aspecto de matrona y gran barriga, no tiene por qué ser así.

La menopausia crea una especie de círculo vicioso. Dado que los ovarios producen cada vez menos estrógeno, el cuerpo intenta compensarlo fabricándolo en otras partes para proteger los huesos de la osteoporosis. Se sabe que las mujeres más altas y obesas producen más estrógeno, lo que reduce el riesgo de osteoporosis, pero un nivel elevado de estrógeno aumenta el riesgo de padecer cáncer de mama.

Es una cuestión de equilibrio. El objetivo último es tener un nivel de estrógeno suficiente para proteger los huesos sin que aumente demasiado y provoque cáncer de mama.

Para muchas mujeres la propia menopausia es una fuente de tensión. En nuestra cultura occidental, se considera un estado negativo, una pérdida de tiempo. No tener la menstruación significa que ya no se es fértil (situación especialmente dolorosa para las mujeres que no han tenido hijos). También se puede experimentar el síndrome del nido vacío cuando los hijos se van de casa. Una puede preguntarse cuál es ahora su papel, o tener que cuidar a unos padres ya mayores y enfermos, y preguntarse cuándo va a acabar tal situación. Todo añade tensión.

En las culturas más tradicionales, la menopausia se considera una época positiva, que da categoría; las mujeres se convierten en *mujeres sabias*. Las familias viven juntas, y ello significa que no tienen que cargar con la responsabilidad de cuidar solas a los abuelos, y los hijos no se van.

Por desgracia, el cortisol, que como sabemos se produce cuando se vive una situación de estrés, aumenta la actividad de una enzima llamada *aromatasa*, que hace que el cuerpo convierta más hormonas masculinas en estrógeno. Ese fenómeno a su vez hace que el peso se acumule en la cintura, en el centro del cuerpo[9], y por lo tanto, aumenta el riesgo de desarrollar cáncer de mama.

Así, los cambios hormonales femeninos, un metabolismo más lento y el estrés con un elevado nivel de cortisol se alían para aumentar las posibilidades de acumular grasa en la cintura.

Cuando se está cerca de la menopausia es aún más importante seguir las recomendaciones de este libro, porque hay que mantener bajo control ese cambio de figura.

Los hombres de nuestra vida

Cuando los hombres ganan peso, es natural que lo acumulen alrededor del torso. Y aunque, en general, parece que a los hombres les preocupa menos tener forma de manzana, todos los riesgos que comporta tener la grasa en la cintura (enfermedades cardíacas, diabetes, hipertensión, Alzheimer, derrame cerebral y cáncer) son tanto para hombres como para mujeres.

No hay duda de que el peso alrededor de la cintura masculina aumenta su riesgo de ataques de corazón, de la misma forma que en las mujeres, porque las células grasas abdominales pueden descomponer rápidamente la grasa almacenada y verter los ácidos grasos resultantes en la sangre, lo que a su vez provoca elevados niveles de colesterol, triglicéridos (grasas en la sangre) y azúcar. El cuerpo bombea insulina para abordar la elevada concentración de azúcar en la sangre y, con el tiempo, la insulina pierde su efecto (resistencia a la insulina [*véase* p. 53]). Eso daña las arterias (aterosclerosis) y genera desechos (placa) que las llenan y las obturan, lo que, con el tiempo, puede desencadenar un infarto. El estrechamiento de las arterias también trae consigo hipertensión porque el corazón trabaja cada vez más duro para bombear la sangre por unos tubos que, poco a poco, son más estrechos. A veces, esos desechos se acumulan y forman una *bola* que se desprende y provoca un coágulo, que a su vez origina un infarto o un derrame cerebral.

Cambios hormonales en el hombre

A medida que los hombres avanzan en edad producen cada vez menos testosterona. Es un proceso gradual, al contrario del cambio repentino que experimentan las mujeres en la menopausia. Sin embargo, ese descenso de la testosterona se ha llegado a denominar *menopausia masculina* o *andropausia*, porque en algunos hombres el bajón es lo suficientemente grave como para provocar ausencia de deseo sexual, letargia, falta de motivación y otros síntomas.

Cuando baja el nivel de testosterona, la masa muscular también encoge, lo que significa que sin ejercicio regular será más difícil quemar la grasa (*véase* capítulo 6). La reducción natural del ritmo del metabolismo con la edad, junto con un nivel elevado de cortisol provocado por el estrés, puede reducir aún más el nivel de hormonas masculinas, lo que comporta un acumulamiento de peso alrededor del centro del cuerpo. La propia obesidad puede hacer que el nivel de hormonas masculinas sea entre un 30 y un 40 % más bajo que el de un hombre delgado[10], y teniendo en cuenta que un nivel bajo de hormonas masculinas va de la mano de una menor masa muscular, al hombre con sobrepeso le será cada vez más difícil perder peso y cada vez más fácil acumularlo.

Igual que en la mujer, la grasa de un hombre es una fábrica de estrógeno, lo que explica por qué los hombres con grasa en la cintura acaban teniendo pechos. Las células grasas contienen aromatasa, que, como hemos visto, convierte la testosterona en estrógeno, lo que significa menos testosterona para los hombres, una reducción de su masa muscular y más dificultad para perder peso.

Los hombres que quieran eliminar la grasa de su cintura deberían tomar medidas para reducir el estrés, aumentar el ejercicio, mejorar la dieta y dormir suficiente (es esencial, porque las hormonas masculinas se liberan durante el sueño). El alcohol también es un factor importante en el caso de los hombres. No sólo aporta hidratos de carbono en forma líquida (lo que significa que llegan en seguida a la sangre y disparan el nivel de insulina), sino que además tienen un efecto tóxico en los testículos, los órganos que producen la testosterona que degrada la grasa.

Si alguno de los hombres de nuestra vida tiene un aspecto preocupante alrededor de su cintura, es aconsejable medirle con una cinta métrica. Si su índice cintura/cadera (*véanse* pp. 147-148) es superior a 0,95... ¡conviene hacer algo inmediatamente! También valdría la pena que se sometiera a las pruebas de tensión suprarrenal y de resistencia a la insulina que se exponen en el capítulo 9, para ver en qué punto se encuentra, y más adelante, comprobar la diferencia al cabo de tres meses de seguir los consejos de este libro.

Capítulo 3

Cómo puede matar la grasa

(Por qué la grasa de la cintura implica un riesgo mayor de cáncer de mama, afecciones cardíacas y diabetes)

Si el cuerpo acumula grasa en la cintura, es muy probable que, en mayor o menor grado, uno sea resistente a la insulina. Esto significa que el hecho de tener un nivel constantemente elevado de cortisol en la sangre confunde al organismo. Las células se han visto bombardeadas con insulina durante tanto tiempo que ya no saben qué se supone que deben hacer. Y, precisamente, dejan de hacer lo que la insulina les dice que hagan (es decir, trasladar glucosa, el azúcar de la sangre, a las células).

Esa resistencia a la insulina puede desencadenar toda una serie de problemas. Imaginemos una rueda cuyo centro es la resistencia a la insulina, y todos los demás problemas de salud derivan de ese centro en forma de radios. La investigación ha demostrado que el resultado de la resistencia a la insulina es como echar una piedra pequeña a un estanque y mirar su efecto en el agua. La insulina está relacionada con enfermedades que aparentemente no tienen nada que ver, como el cáncer y el Alzheimer.

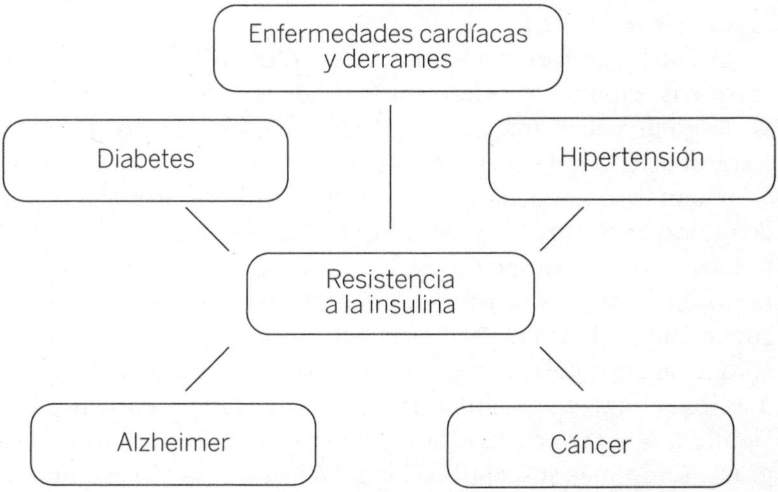

Teniendo en cuenta que la resistencia a la insulina es el núcleo, si se elimina, se podrá suprimir, o al menos reducir, el riesgo de sufrir las enfermedades de los radios de la rueda. La cuestión es eliminar la causa, no los síntomas.

¿Cuáles son, pues, todas las enfermedades relacionadas con la resistencia a la insulina?

Afecciones cardíacas y derrame cerebral

Normalmente, cuando comemos, la insulina ordena al hígado que no libere grasas en la sangre. Es importante porque el cuerpo trabaja entonces con la grasa procedente de la comida y no quiere que se libere grasa extra del hígado. Pero cuando el hígado está expuesto a la insulina durante largos períodos de tiempo (como resultado de la acción del cortisol), empieza a ignorarla y sigue liberando grasas (como los triglicéridos) en la sangre. Esas grasas están envueltas en VLDL (lipoproteínas de muy baja densidad), que normalmente resultan inofensivas gracias a las enzimas de la sangre. Pero si la persona está comiendo, esas enzimas están ocupadas con la grasa de la comida. Esto significa que las VLDL no encuentran ningún obstáculo y son libres para adherirse a las paredes de las arterias en forma de placa (un proceso que bloquea las arterias, denominado *aterosclerosis*).

Además, se forma menos HDL (colesterol *bueno* que normalmente elimina al colesterol *malo* de las arterias), por lo que el riesgo de sufrir una afección cardíaca es mayor porque el colesterol se acumulará en los vasos sanguíneos.

Cuando nos cortamos, el cuerpo utiliza fibrinógeno para coagular la sangre e impedir que nos desangremos hasta la muerte. En una situación de lucha o huida, es importante tenerlo en la sangre porque el cuerpo debe suponer que puede sufrir alguna herida. Pero si el estrés en cuestión se debe tan sólo a un embotellamiento en la carretera o a un plazo que se avecina, el agente coagulador espesará la sangre en vano. Esto significa que las arterias, que ya son estrechas por culpa de la grasa, serán más susceptibles de formar un coágulo espontáneo debido al elevado nivel de fibrinógeno. El resultado final puede ser un infarto o un derrame cerebral (si el coágulo se forma en el cerebro).

Por supuesto, el cuerpo tiene sus defensas. Produce sustancias inteligentes que pueden disolver los coágulos cuando está en marcha un proceso de reparación. Pero el proceso de eliminar coágulos se ve obstaculizado por una sustancia denominada *PAI-1* (inhibidor del activador del plasminógeno de tipo 1) que en momentos de estrés se encuentra en grandes cantidades en la sangre gracias al elevado nivel de cortisol. En consecuencia, los fibrinógenos ayudan a coagular la sangre y los PAI-1 impiden que esos coágulos se disuelvan, algo que es perfecto cuando tenemos que luchar o huir, pero que resulta muy arriesgado cuando simplemente estamos detrás de un volante o en un despacho.

Por lo tanto, sí, el estrés puede provocar infartos. El estrés eleva el nivel de cortisol. Un nivel de cortisol elevado origina la resistencia a la insulina, y la resistencia a la insulina puede provocar enfermedades cardíacas y, si no se hace nada para impedirlo, ataques al corazón. Las hormonas del estrés también generan inflamación (*véase* p. 79), lo que aumenta las posibilidades de infarto. En realidad, un estudio (*Health for Life*, realizado en la Harvard Medical School en 2005) sugiere que el estrés puede ocasionar ataques al corazón igual que el tabaco o el colesterol.

En resumen, la grasa en la cintura es el resultado de un nivel de cortisol elevado y, con el tiempo, de la resistencia a la insulina, lo que significa que se puede formar placa en las arterias y aumentar así el riesgo de infartos y derrames cerebrales.

Diabetes

Cuando las células dejan de responder a la insulina, el cuerpo siempre libera más insulina, en un último intento de conseguir algo bombardeando a las células. Al estar bajo tensión, ese bombardeo no implica nada porque se han enviado instrucciones a las células para que no respondan. Eso comporta una situación en la que los niveles de azúcar en la sangre son altos, y aunque los niveles de insulina también lo son, ésta no puede llevar a cabo su tarea de regular el azúcar. Con el tiempo, eso puede comportar una diabetes tipo 2 o una diabetes de aparición tardía.

La diabetes tipo 2 es distinta de la de tipo 1. La de tipo 1 ocurre por un problema importante en el páncreas, donde las células que se supone que deben producir insulina simplemente no pueden más. En este caso, los niveles de insulina en la sangre bajan (porque ya no se produce insulina) y la concentración de azúcar aumenta de forma alarmante. En la diabetes tipo 2, sin embargo, el páncreas produce suficiente insulina; en realidad, produce demasiada, porque las células no responden a la cantidad normal.

La principal diferencia entre la diabetes tipo 1 y la tipo 2 es que en la primera las células del páncreas que producen insulina se destruyen. Es un problema anatómico. Pero en la diabetes tipo 2, las células no funcionan correctamente. Se trata de un problema degenerativo y evitable, que ha evolucionado de este modo porque el cuerpo intenta compensar un estado de estrés permanente.

Un sorprendente informe publicado por la Organización Mundial de la Salud (OMS) en octubre de 2005 demostraba que el aumento acelerado de la cantidad de personas con diabetes tipo 2 podría comportar la primera reducción de la esperanza de vida desde hace más de doscientos años. Como dijo el profesor sir George Alberti, el último ex presidente de la Federación Internacional de la Diabetes, «es una de las mayores catástrofes relacionadas con la salud que el mundo ha visto». Y, lo que es peor, lo que se solía denominar *diabetes de aparición tardía* o *de edad madura* ahora afecta ya a niños de once y doce años.

El informe de la OMS decía que el Reino Unido tiene el índice de crecimiento más rápido de la diabetes en el mundo desarrollado, con 1,8 millones de pacientes, un incremento del 450 % desde 1960. Se estima que un millón más de personas tienen diabetes y ni siquiera lo saben.

Sin embargo, la mitad o más de los casos de diabetes se podrían eliminar si se evitara el aumento de peso y, sobre todo, del peso que se instala en el centro del cuerpo.

Hipertensión

La investigación ha demostrado que existe una relación entre la hipertensión y la resistencia a la insulina[1]. La hipertensión (presión arterial alta) ocurre cuando la sangre ejerce demasiada presión en las arterias. Se conoce como *el asesino silencioso* porque no suele haber síntomas.

Cuando se está en tensión, el cortisol prepara a la persona para una respuesta de lucha o huida, y el cuerpo supone que necesita más presión arterial para superarlo. Retiene sodio (impidiendo que se excrete a través de la orina), y eso saliniza la sangre. Es el equivalente a una sobredosis de sal (cloruro sódico), que, como se sabe, está relacionada con la hipertensión.

El sodio y el potasio, que se denominan *electrolitos*, suelen trabajar en equipo para equilibrar los niveles de líquido en el cuerpo. El sodio ayuda a retener líquidos mientras que el potasio actúa como diurético natural. Cuando el nivel de sodio es elevado, la concentración de potasio suele ser menor. Pero el potasio, en cantidades sanas, es importante para rebajar la presión arterial y regular el ritmo cardíaco.

Por ese motivo, si hay mucho cortisol, la presión arterial aumenta y se tiende a experimentar retención de líquidos, debido a la mayor cantidad de sodio. El cortisol también eleva la fuerza de las contracciones del corazón; hace que trabaje más, como si la persona estuviera siendo víctima de un ataque.

El cortisol dirige la sangre a través del cuerpo, la desvía de las zonas no esenciales (como el sistema digestivo) y la coloca donde cree que se necesita más (como los brazos y las piernas). Lo hace dilatando los vasos sanguíneos de unas partes del cuerpo y constriñendo otras. El resultado es una presión arterial alta. Y por si eso fuera poco, la gran concentración de cortisol aumenta el nivel de otra sustancia, la angiotensina II, que es un fuerte constrictor de los vasos sanguíneos.

Si hay resistencia a la insulina, el exceso de insulina que flota en el sistema actuará sobre los vasos sanguíneos y hará que se compriman y encojan. Eso dificulta aún más la circulación y provoca un aumento de presión.

Tener la presión arterial alta no significa necesariamente ser resistente a la insulina. Pero en el caso de que así sea, hay muchas probabilidades de llegar a desarrollar una hipertensión grave con el tiempo.

Si se siguen las recomendaciones de este libro, no sólo se rebajará la barriga, sino que se controlará también la presión arterial, porque los niveles de cortisol volverán a la normalidad.

Enfermedad de Alzheimer

De la misma forma que una concentración elevada de cortisol e insulina aumenta el riesgo de afecciones cardíacas, un proceso similar ocurre con los vasos sanguíneos del cerebro. Las incrustaciones, junto con la constricción y la dilatación continuas, provocan daños también en esos vasos sanguíneos, lo que aumenta el riesgo de sufrir la enfermedad de Alzheimer y demencia. La investigación ha demostrado que el riesgo es más elevado para las mujeres que para los hombres, y que cuanto más peso se lleva encima mayor es el riesgo[2]. Una persona obesa de edad madura tiene un 74 % de posibilidades de sufrir demencia, en comparación con el 35 % de las personas que simplemente tienen sobrepeso.

Cáncer

Varios estudios han relacionado un nivel elevado de insulina con diversos tipos de cáncer, como el cáncer de colon, de hígado, de páncreas, de mama, de ovarios y de útero[3]. Un estudio demostraba que la resistencia a la insulina está asociada con el cáncer de colon[4], y también se sabe que aumenta el riesgo de cáncer de mama[5], cáncer de útero[6] y cáncer de ovarios[7].

Asimismo, sabemos que las mujeres que sufren un estrés

continuo tienen el doble de probabilidades de desarrollar un cáncer de mama que las que no están estresadas. Un estudio sueco realizado con mil quinientas mujeres de más de veinticuatro años de edad demostró que los efectos perjudiciales del estrés les daban el mismo riesgo de cáncer de mama que a las mujeres que seguían una TRH (terapia de restitución de hormonas), un 30 %. Se tuvieron en cuenta también otros factores que podrían haber influido en las estadísticas, como el tabaco, el consumo de alcohol, la edad del primer embarazo y la edad de la menopausia[8].

También se ha sugerido que el aumento de grasa corporal es un predictor mucho más fiable del riesgo de cáncer de mama en las mujeres que la simple medición de su IMC (*véase* p. 46). Los científicos realizaron un seguimiento de más de doce mil mujeres posmenopáusicas durante ocho años y descubrieron que las que habían ganado más de 21 kilos desde la menopausia tenían un riesgo un 75 % superior de desarrollar cáncer de mama que las mujeres que habían ganado menos peso. Aun cuando se tuvieron en cuenta todos los demás factores de riesgo, como el tabaco, el alcohol y el uso de TRH, el porcentaje de grasa en el cuerpo seguía siendo el factor de riesgo más apreciable[9].

Ahora sabemos además que el punto del cuerpo donde se acumula la grasa influye aún más en el cáncer de mama. Unos doctores de la Harvard School of Public Medicine de Estados Unidos que realizaron un seguimiento de cuarenta y siete mil enfermeras en un período de diez años descubrieron que aquellas cuya barriga era pronunciada tenían un 34 % más de posibilidades de sufrir un cáncer de mama que las que tenían forma de pera. Cuando el estudio se limitó sólo a las mujeres posmenopáusicas que nunca habían tomado TRH, las mujeres en forma de manzana tenían un 88 % más de posibilidades de sufrir cáncer de mama[10].

Pero ¿cómo se puede relacionar el cáncer con los problemas del cortisol y la insulina?

Bien, en primer lugar, el estrés afecta al sistema inmunológico, lo hace menos eficiente (*véase* p. 76) y, por lo tanto, más susceptible de ser atacado por células cancerígenas. Un nivel de cortisol elevado reduce la cantidad de células *asesinas naturales*, que normalmente ayudan al sistema inmunológico a identificar las células cancerígenas y los virus. El cortisol también hace que se formen nuevos vasos sanguíneos en los tumores (angiogénesis) para estimular su crecimiento. Las células cancerígenas funcionan de forma distinta a la de las células sanas, y utilizan la glucosa como combustible principal, un proceso que se conoce como *glicólisis anaeróbica*. Por ese motivo, si el nivel de glucosa en la sangre es alto debido a la resistencia a la insulina, inevitablemente habrá un exceso de glucosa para *alimentar* células cancerígenas.

El efecto de la insulina se estudió en un ensayo con cuarenta y nueve mil mujeres posmenopáusicas. El investigador descubrió que las mujeres con una gran ingesta de hidratos de carbono y azúcar corrían un riesgo muy superior de padecer un cáncer de mama. Las mujeres posmenopáusicas que ingerían alimentos con un IG (índice glucémico [*véase* p. 99]) alto tenían un 87 % más de posibilidades de sufrir un cáncer de mama que las que seguían una dieta con un IG bajo. El riesgo era especialmente elevado en las mujeres que habían utilizado TRH o que no hacían ejercicio físico[11].

La insulina se clasifica como esteroide anabólico (*criador* o *formador* de células) y una de las cosas que hace es animar a las células a mutar. También interrumpe un proceso denominado *apoptosis*, que significa literalmente «suicidio de células». Las células sanas normalmente están programadas para morir cuando han cumplido su función. Si la apoptosis no tiene lugar, puede haber una división incontrolada de células (lo mismo que ocurre con el cáncer y el crecimiento de los tumores cancerígenos).

El otro vínculo del estrés con el cáncer es el efecto del cortisol elevado en las hormonas sexuales, el estrógeno y la testosterona. Las glándulas suprarrenales producen hormonas sexuales masculinas y femeninas. En los hombres, esas glándulas son una fuente extra de testosterona (además de la que producen los testículos) y la única fuente de estrógeno. En las mujeres, las glándulas suprarrenales producen estrógeno, progesterona y, también, testosterona.

En las mujeres, el aumento de grasa alrededor de la cintura tiene mucho que ver con un dominio de las hormonas masculinas. Si se tiene un nivel fraccionalmente más elevado de testosterona en el cuerpo, habrá más tendencia a tener forma de manzana.

Los estrógenos

Los estrógenos son un grupo de hormonas que incluye el estradiol, la estrona y el estriol.

El estradiol se produce en los ovarios y está activo durante la adolescencia. Promueve el depósito de grasa periférica en los muslos y las caderas, la grasa *más sana*.

La estrona la producen las células grasas a partir de la conversión de hormonas masculinas (andrógenos). Este tipo de estrógeno promueve el almacenamiento de grasa en la cintura.

El estriol es una forma débil de estrógeno. El hígado convierte estradiol y estrona en estriol para ser excretado del cuerpo.

Vale la pena observar que el tamoxifeno, el fármaco que se utiliza para impedir una recurrencia del cáncer de mama, funciona bloqueando el estrógeno en el pecho. Pero el fármaco que emplean las mujeres que tienen cáncer de mama después de la menopausia es un inhibidor de la aromatasa (anastrozol), que detiene la conversión de andrógenos (hormonas masculinas) en estrona.

Normalmente, el estradiol es más dominante antes de la menopausia y hace que se acumule peso en los muslos y las caderas, lo que aporta una forma de pera más femenina. No es sano tener sobrepeso, pero si hay que acumular grasa, el lugar más sano es ése.

Sin embargo, gracias a nuestro viejo amigo, el cortisol, las hormonas del estrés pueden reducir el estradiol incluso antes de la menopausia. También pueden influir en la ovulación, como se explica más adelante, lo que a su vez reduce el nivel de estradiol que se produce en los ovarios. Por eso, muchas mujeres ganan peso en la cintura incluso antes de la menopausia. La menor cantidad de estradiol aumenta la resistencia a la insulina, lo que comporta más grasa corporal y, a su vez, promueve que más hormonas masculinas se conviertan en estrona. Y cuanta más estrona, más grasa se almacena en la cintura. Es un gran círculo vicioso de grasa.

Más problemas de la grasa en la cintura

Es importante ser conscientes de cómo las enfermedades mortales que hemos descrito pueden empeorar con los efectos perniciosos del cortisol y la insulina. Pero también deberíamos ser conscientes de otros cambios más sutiles que se indican a continuación y que podrían tener lugar como resultado de una mala distribución de la grasa.

Menstruaciones irregulares

Si la duración del ciclo menstrual es de cuarenta días o más, la causa podría ser la resistencia a la insulina. Una elevada concentración de insulina puede provocar un desequilibrio hormonal que acaba desbaratando la menstruación[12].

Ausencia de menstruación (amenorrea)

Es de dominio público que el estrés puede hacer que la ovulación y la menstruación se interrumpan en algunas mujeres[13]. Parece que es un recurso de la naturaleza para que la mujer no quede embarazada en épocas en que le sería difícil superarlo. En épocas de estrés, ya sea físico (durante un régimen muy estricto, por ejemplo) o emocional (después de una gran pérdida), el cuerpo puede cerrar el sistema reproductor para que el resto de los órganos tengan los recursos necesarios para superar la situación.

Se cree que el estrés interrumpe el mensaje de la GnRH (hormona liberadora de gonadotropina) que hace que la glándula pituitaria libere dos hormonas: la FSH (hormona estimulante del folículo) y la LH (hormona luteinizante). Ambas son necesarias para estimular los ovarios con el fin de que produzcan y liberen óvulos. El estrés también puede aumentar los niveles de prolactina, una hormona liberada por la glándula pituitaria en grandes cantidades durante la lactancia. Impide la ovulación como medio natural de evitar que la mujer quede embarazada demasiado pronto después de dar a luz.

Síntomas premenstruales

Irritabilidad, arranques de agresividad, palpitaciones, pérdida de memoria, ansiedad, confusión, incapacidad para concentrarse, llanto, jaquecas/migrañas y antojos de determinados alimentos; todos estos síntomas son típicos del síndrome premenstrual (SPM). Sin embargo, todos ellos se asocian también a las fluctuaciones del azúcar en la sangre. En realidad, cuando el azúcar está bajo control, los síntomas del SPM desaparecen. ¿Por qué?

La concentración de la hormona progesterona suele ser más elevada durante la segunda mitad del ciclo menstrual, y hay receptores de la progesterona en todo el cuerpo. Un receptor actúa como una cerradura donde debe encajar una llave; en este caso, las hormonas. Cada cerradura tiene una llave distinta; en otras palabras, cada receptor utiliza una hormona distinta. Así pues, los receptores de la progesterona *recogerán* progesterona para que el cuerpo la use, del mismo modo que se supone que los receptores de la insulina recogen insulina. Cuando el nivel de azúcar en la sangre baja, el cuerpo ordena a la adrenalina y al cortisol que liberen reservas de azúcar, pero la investigación ha descubierto que en presencia de adrenalina los receptores de la progesterona parecen *bloqueados*[14]. Esto significa que el cuerpo no puede utilizar la progesterona, independientemente de la cantidad que haya.

Esta teoría ofrece una solución al problema que ha desconcertado a los científicos durante décadas, es decir, por qué las mujeres con SPM tienen el mismo nivel de hormonas sexuales que el resto de mujeres. En realidad, no es que las mujeres con SPM tengan un nivel de progesterona *inadecuado*, como se creía; simplemente es que su cuerpo no hace el uso apropiado de esta hormona debido al bajo nivel de azúcar y a la liberación de las hormonas del estrés.

Al seguir las recomendaciones de este libro, se empezará a perder la grasa de la cintura y, con ella, los síntomas del SPM.

Síndrome del ovario poliquístico

Cuando se sufre el síndrome del ovario poliquístico (SOP) los ovarios son mucho más grandes de lo normal y hay una tendencia a producir varios folículos subdesarrollados que aparecen en grupos, como un racimo de uvas. Los síntomas externos son: sobrepeso (especialmente, en la cintura), menstruaciones cortas o inexistentes, ser propenso al acné, problemas con el vello no deseado en el cuerpo, a menudo en la cara, el pecho y en la parte interior de las piernas, y padecer cambios de humor abruptos. Si no se diagnostica y no se trata, el SOP puede provocar problemas de fertilidad y abortos recurrentes.

Los análisis de sangre en mujeres con SOP muestran una concentración elevada de testosterona, seguramente debido al bajo nivel de una proteína transportadora de hormonas sexuales, la globulina (SHBG). Producida por el hígado, transporta hormonas sexuales, como el estrógeno y la testosterona, y controla la cantidad que circula en la sangre en un momento dado. Sabemos que las mujeres con sobrepeso tienen un nivel muy bajo de SHBG en la sangre, lo que hace que circule más testosterona y empeoren los síntomas del SOP, como el exceso de vello[15].

Pero ¿qué tiene que ver todo esto con la insulina? Sabemos que las mujeres con SOP suelen ser resistentes a la insulina, y el exceso de insulina en el cuerpo se acumula en los ovarios y las insta a producir más testosterona. Es el exceso de testosterona el que provoca los síntomas *masculinos*, como el exceso de vello, el acné y el peso en la cintura. La insulina también indica al hígado que debe producir menos SHBG, lo que empeora aún más las cosas. Un nivel elevado de insulina significa un nivel elevado de cortisol. El cortisol producido cuando se está en tensión también aumenta el nivel de insulina, y todo ello repercute en los ovarios, de manera que los estimula para que produzcan aún más testosterona.

Si no se resuelve satisfactoriamente la verdadera causa del SOP (en mi opinión, un exceso de cortisol y de insulina), el problema puede derivar al final en un auténtico síndrome metabólico, o resistencia a la insulina, lo que comportará algunos o todos los problemas de salud que hemos visto en la rueda de la página 63. Por ejemplo, las mujeres con SOP pueden tener sietes veces más probabilidades de desarrollar una diabetes debido a los problemas con el equilibrio del azúcar en la sangre.

Cuando un médico diagnostica un SOP, lo más probable es que recete la *píldora*. Las nuevas fórmulas de la píldora contraceptiva contienen antiandrógenos para controlar el vello y el acné, evitando el exceso de testosterona procedente de los receptores estimulantes del cabello y la piel. Pero ese efecto no se mantiene cuando se deja de tomar la píldora. La píldora ayuda a producir un ciclo regular (aunque artificial) con una hemorragia cada mes. Regula las menstruaciones mientras se toma, pero cuando se deja de tomar, los síntomas reaparecen. Estaremos de nuevo en el mismo punto de donde habíamos partido porque no se habrá hecho nada para resolver la causa. También es preocupante el hecho de que la píldora podría, en realidad, empeorar el problema a largo plazo, aumentando la resistencia a la insulina.

Aunque el médico puede prometer una vida sin los síntomas del SOP si se toma la píldora, hay que saber que puede haber efectos secundarios, como náuseas, vómitos, jaquecas, trombosis, cambios en el apetito sexual, depresión y molestias en los pechos. Algunos médicos prescriben un fármaco llamado metformina, que se ha utilizado normalmente para tratar la diabetes tipo 2 o la diabetes no dependiente de la insulina. Pero también así puede haber complicaciones. Los efectos secundarios pueden ser náuseas y problemas de estómago. Ni la píldora ni la metformina resuelven la causa de este síndrome, que hay que solucionar no sólo para deshacerse del mismo y de sus síntomas, sino también para proteger la salud a largo plazo.

Sin embargo, el plan de este libro aborda la causa desde la raíz y puede proporcionar una solución permanente para los angustiantes síntomas asociados con el SOP.

Sistema inmunológico

Durante la respuesta de lucha o huida, se acentuará la función inmunológica. Es la respuesta lógica y natural del cuerpo a posibles bacterias o virus invasores. Pero cuando el estrés continúa y se convierte en una característica constante de la vida cotidiana, la función inmunológica puede empezar a debilitarse. Por ese motivo, las personas que trabajan con estrés suelen resfriarse y coger la gripe tan pronto como dejan de trabajar o se van de vacaciones.

El peligro a largo plazo es que el sistema inmunológico se deteriore por un exceso de uso, lo que hará que la persona sea propensa a coger una infección tras otra, sin recursos para luchar contra ellas.

Lo que también puede ocurrir es que el sistema inmunológico siga en modo hiperactivo y empiece a ponerse en marcha por sí mismo. El cuerpo comienza a atacar, entonces, a sus propias células, como si fueran organismos invasores. Se conoce como *problema autoinmune* y se manifiesta con afecciones como artritis reumatoide, lupus eritematoso (un problema inflamatorio de la piel y los órganos internos) y la enfermedad de Crohn (una afección inflamatoria del intestino).

Ahora se sabe que el sistema inmunológico de la mujer que lleva una vida estresada muestra un envejecimiento adicional de diez años en comparación con el de las mujeres no estresadas. Este envejecimiento prematuro del sistema inmunológico hace a esas mujeres más vulnerables a las infecciones y otras enfermedades[16].

Envejecimiento

Y no es sólo que el sistema inmunológico haya *envejecido* a causa del estrés. Todos conocemos a personas que viven muy estresadas y acaban con un aspecto demacrado y viejo antes de tiempo.

El cortisol aumenta el estrés oxidativo que daña las neuronas, las células básicas del sistema nervioso que transmiten los impulsos eléctricos e información de una parte del cuerpo a otra. El cortisol también reduce las enzimas antioxidantes que ayudan a proteger las células.

El oxígeno, que es vital para nuestra supervivencia, también puede ser químicamente reactivo. Puede volverse inestable, lo que provoca la oxidación de otras moléculas, que a su vez generan radicales libres. Los radicales libres son átomos químicamente inestables que se han relacionado con problemas de salud, como el envejecimiento prematuro, el cáncer y las enfermedades cardíacas. Aceleran el proceso de envejecimiento destruyendo las células sanas y también pueden atacar el ADN del núcleo de una célula, lo que hace que la célula cambie (mutación) y se vuelva cancerígena.

Reduciendo la respuesta al estrés, y por lo tanto, el cortisol, se puede reducir la oxidación del cuerpo, a la vez que el daño a las células y su envejecimiento prematuro.

Los niveles de glucosa e insulina del cuerpo también pueden influir en el proceso de envejecimiento. Es la teoría de la glicación en el envejecimiento, que se introdujo en la década de los ochenta y, desde entonces, se ha confirmado en varios estudios[17].

La glicación es la reacción incontrolada de los azúcares con proteínas, y ocurre cuando se permite que los niveles de glucosa e insulina se descontrolen. Es un poco como el efecto de dorar los alimentos cuando se cuecen al horno. Si hay glicación, se creará una costra, que no es más que una estructura «dañada», en varias partes del cuerpo. Este proceso explica por qué los diabéticos corren el riesgo de sufrir tantos problemas de salud, en apariencia no relacionados, como enfermedades oculares (cataratas y retinopatía), daños en los nervios (cuando se pierde el tacto en varias partes del cuerpo) y enfermedades del corazón. Los problemas surgen cuando la glicación daña los tejidos y los órganos: la proteína de las células se deteriora e impide su funcionamiento normal, y las membranas y los vasos sanguíneos se vuelven más gruesos, con lo que pierden elasticidad. Básicamente, el envejecimiento es la acumulación de células dañadas, por lo que cuanto más hagamos por reducir el daño a las células, más lento será el proceso de envejecimiento y mejoraremos nuestra salud.

Un nivel elevado tanto de glucosa como de insulina (es decir, la resistencia a la insulina) acelera el daño a las células, y por este motivo es tan importante mantener esas dos sustancias bajo control, siguiendo las recomendaciones de este libro.

Los diabéticos tienden a envejecer antes que los no diabéticos, a causa del daño que sufren sus células, pero con un control estricto del nivel de azúcar en la sangre se pueden limitar esos daños.

Lo mismo ocurre si la elevada concentración de cortisol nos hace resistentes a la insulina. Si no hacemos nada para recuperar el equilibrio, puede empezar la glicación incluso en personas no diabéticas. Esto explica por qué las personas estresadas suelen parecer mayores y sufrir un envejecimiento prematuro de sus órganos.

Fatiga

Cada vez que comemos, el cuerpo puede quemar el alimento para transformarlo en energía, o bien almacenarlo en forma de grasa. Pero si se ha liberado mucho cortisol, el mensaje de las glándulas suprarrenales será que hay que almacenar los alimentos como grasa para tener energía disponible por si hay que luchar o huir. Por eso, en vez de utilizar el alimento como combustible, el cuerpo lo guarda en forma de reserva de grasa.

Con el tiempo, eso hará inevitablemente que la persona se sienta exhausta y vulnerable ante un trastorno físico real, denominado *síndrome de fatiga crónica.*

Uno de los aspectos más debilitadores de este problema es que no provoca sólo cansancio físico, sino también mental. Las personas estresadas suelen tener un verdadero bajón hacia las cinco o las seis de la tarde, y sienten que si no se toman una barra de chocolate o una taza de té o de café no conseguirán sobrevivir hasta la noche. Es el momento en que el nivel de azúcar en la sangre baja demasiado, y el cuerpo pide refuerzos urgentes. Pero hay que resistir a la tentación del chocolate y seguir a cambio las recomendaciones del capítulo 4.

Cambios de humor

No hay duda de que un nivel de cortisol alto afecta al estado de ánimo, y se sabe que en las personas con depresión la concentración de cortisol es elevada. Cuando hay en el cuerpo demasiada cantidad de ese elemento, aparece la ansiedad, la tensión y la irritabilidad, con tendencia a perder los estribos fácilmente. El cuerpo cree que se vive bajo una amenaza, por lo que se prepara para mostrarse agresivo y enfadado. Pero en la rutina cotidiana, cuando en realidad la vida no está en peligro, es muy fácil explotar por cualquier tontería, como no haber cerrado bien el tubo del dentífrico. Si se siguen las recomendaciones de este libro, se conseguirá eliminar la grasa de la cintura y tener un humor más estable.

Inflamación

Resulta interesante observar que el cortisol puede llegar disfrazado de algo que seguramente hemos denominado a veces *cortisona* e *hidrocortisona.* Son versiones farmacológicas del cortisol, conocidas como *esteroides*, para tratar enfermedades como la artritis reumatoide, la colitis ulcerosa y la enfermedad de Crohn, que requieren un antiinflamatorio o un inmunosupresor.

La investigación ha demostrado que si la grasa se asienta alrededor de la cintura puede provocar un efecto inflamatorio leve en todo el cuerpo, lo que a su vez deteriora aún más la capacidad del cuerpo para usar la insulina, porque queda bloqueada por la inflamación, y añade más resistencia a la insulina. Eso se ha confirmado realizando un seguimiento de personas con resistencia a la insulina, y comprobando que tienen un nivel más elevado de la proteína Creactiva, una sustancia que se encuentra en la sangre cuando hay una inflamación en el cuerpo[18]. Los investigadores del Joslin Diabetes Centre de Estados Unidos comprobaron que podían inducir la diabetes en animales sanos simplemente provocando una inflamación leve[19].

Dado que, como se ha dicho antes, las células grasas funcionan como una glándula, producen hormonas y otras sustancias como las glándulas del cuerpo. Por desgracia, las células grasas producen unas sustancias llamadas *citoquinas inflamatorias*, que tienen el efecto de activar el sistema inmunológico. Eso insta a las glándulas suprarrenales a liberar más cortisol para calmarlo. El exceso de cortisol en el sistema hace que se almacene más grasa, que a su vez libera más citoquinas inflamatorias. Y gira y gira, sin parar.

Las personas que hayan tomado esteroides, por el motivo que sea, sabrán que los efectos secundarios suelen ser un aumento del apetito y del peso, igual que los efectos secundarios del cortisol inducido por el estrés.

Sistema digestivo

Cuando el cuerpo cree que está bajo tensión y libera adrenalina y cortisol, la energía necesaria para la digestión se desvía hacia otras partes, para que el cuerpo pueda concentrarse en salvar la vida. Esto significa que el nivel de enzimas digestivas y ácido en el estómago será más bajo de lo que debería.

Pero el estrés puede hacer algo más que deteriorar el sistema digestivo. En el intestino funciona un delicado equilibrio de bacterias y levadura. Allí residen unas quinientas especies diferentes de microflora y hasta nueve veces más bacte-

Comer en marcha

Si se come en marcha, pasando con un bocadillo a la hora del almuerzo mientras se sigue trabajando en el despacho, o corriendo para encontrarse con alguien mientras se come el bocadillo por el camino, la comida no se digiere correctamente. El cuerpo no absorbe lo bueno que aporta el alimento, y acaba abotargado e incómodo. También se puede sufrir descomposición intestinal, e incluso diarrea, porque las hormonas del estrés siguen relajando los músculos del recto.

rias que células tiene el cuerpo. Por desgracia, el estrés interfiere en el nivel de bacterias beneficiosas de los intestinos y hace que sean menos de las que deberían. Esto significa que pueden crecer otros tipos de bacterias y de levaduras, fuera de control. Un buen ejemplo de ello es la levadura *Candida albicans*, que está presente en el tracto intestinal; en circunstancias de salud normal no provoca ningún problema, pero si crece fuera de control puede desencadenar síntomas como antojos de alimentos (sobre todo, de azúcar y pan), fatiga, estómago abotargado y flatulencia, una sensación de *estar drogado* o de *niebla mental* y ponerse *achispado* con muy poca cantidad de alcohol.

Aunque tendemos a pensar en los intestinos sólo en términos de digestión, en realidad tienen otro papel. Actúan como barrera ante los organismos invasores (hasta un 70 % de nuestro sistema inmunológico está en el intestino). Por eso, es realmente importante mantener un buen nivel de bacterias beneficiosas (*véase* p. 159 para saber cómo conseguir más).

Función tiroidea

Las funciones de la glándula tiroides y las suprarrenales están muy relacionadas entre sí, y lo que afecte a una también tendrá efectos perjudiciales en la otra.

Situada en el cuello, la glándula tiroides ayuda a controlar el metabolismo. Produce varias hormonas, de las cuales la más importante es la tiroxina (o T4). La tiroxina es una hormona inactiva, que se activa cuando se convierte en triyodotironina (T3).

La glándula tiroides es como un termostato que regula la temperatura del cuerpo y le dice que queme calorías y utilice energía. Es la hormona T3 la que hace que el metabolismo funcione de forma más rápida y queme energía. Para que la T4 se convierta en T3 el cuerpo necesita selenio. Una tiroides poco activa (o hipotiroidismo) puede ser consecuencia de uno de los dos efectos siguientes: o bien la glándula pituitaria no produce las hormonas que estimulan la tiroides (TSH), o bien la tiroides no funciona de forma adecuada.

Si se responde afirmativamente a cuatro o más de las siguientes preguntas, es posible que la glándula tiroides sea hipoactiva.

En tal caso el médico puede ordenar un análisis de sangre para comprobar cómo funciona la tiroides.

- ¿Se ha aumentado de peso gradualmente durante unos meses sin motivo aparente?
- ¿Suele tener frío a menudo?
- ¿Se sufre de estreñimiento?
- ¿Aparecen síntomas de depresión, olvidos, confusión?
- ¿Se cae el cabello o es más seco de lo habitual?
- ¿La menstruación es normal?
- ¿Tiene dificultades para quedar embarazada?
- ¿Se ha notado una falta de energía?
- ¿Se tiene a menudo dolor de cabeza?

Si el análisis de sangre no indica que la tiroides es hipoactiva, el problema será otro más leve que la prueba no puede detectar.

Otra forma de comprobar que la tiroides no funciona correctamente es tomarse la temperatura. Si la temperatura es demasiado baja, puede indicar que el metabolismo es lento debido a una tiroides hipoactiva. El cortisol es un factor clave para establecer la temperatura del cuerpo, por lo que un nivel elevado de cortisol hará que por la mañana la temperatura (temperatura basal del cuerpo) sea baja.

Hay que tomarse la temperatura una vez al día durante tres días. Si se está menstruando hay que hacerlo el segundo, tercer y cuarto días del ciclo. La temperatura del cuerpo femenino aumenta después de la ovulación, por lo que no sería una indicación fiable si se tomara más adelante. Si no hay menstruación, hay que tomarse la temperatura tres días cualesquiera seguidos.

Se coloca el termómetro junto a la cama antes de acostarse (un termómetro de mercurio es totalmente adecuado, pero en el mercado se pueden encontrar buenos termómetros digitales). Al despertarse, hay que tomarse la temperatura antes de levantarse de la cama (sin ni siquiera ir al baño ni beber nada). Hay que colocar el termómetro en la axila y dejarlo hasta que emita un pitido o, si es un termómetro de mercurio, durante unos diez minutos.

Si la temperatura media de los tres días es inferior a 36,4 °C, es posible que la tiroides no funcione al cien por cien.

¿Qué tiene que ver el estrés con todo esto?

Una concentración de cortisol alta derivada del estrés reduce el nivel de la hormona tiroidea T3. Y eso no es bueno, porque se trata de la hormona tiroidea activa, que quema la grasa. Si el nivel de T3 es bajo, inevitablemente el metabolismo reduce su ritmo. Además, un nivel de cortisol elevado instará al cuerpo a descomponer la musculatura para proporcionar glucosa al cerebro, y cuanta menos masa muscular se tenga más lento será el metabolismo (*véase* capítulo 6).

Un cuerpo sano convierte T4 en T3 (hormona tiroidea activa). Cuando hay estrés, es decir, cuando el nivel de cortisol es elevado, la conversión de T4 en T3 disminuye.

Precisamente lo mismo ocurre cuando se está siguiendo un régimen o se restringe el alimento. El cuerpo supone que la comida escasea, por lo que tiene que encontrar la manera de hacer que el metabolismo sea más lento para preservar su preciosa reserva de grasa. Es exasperante, pero el cuerpo sólo piensa en sobrevivir.

El cortisol también inhibe la hormona mensajera –hormona que estimula la tiroides (TSH)–, que proviene de la glándula pituitaria. Con menos TSH, la glándula tiroides produce menos tiroxina T4.

Memoria y concentración

Un nivel de cortisol elevado se asocia con la falta de memoria y de concentración porque puede dañar el centro de la memoria (hipocampo) del cerebro al privarle de la glucosa que necesita para funcionar con eficacia. Incluso períodos breves de estrés, pongamos dos semanas de cortisol elevado, pueden hacer que las conexiones de las células cerebrales se marchiten[20]. Eso explica por qué, cuando alguien está estresado, puede pasarse horas buscando las llaves del coche, o entrar en una habitación y no saber qué ha ido a buscar allí. Lo bueno, sin embargo, es que esos efectos son reversibles, y las conexiones pueden recuperarse cuando se reduce el nivel de cortisol.

Cambios en la piel

La insulina hace que la piel crezca de diversas formas. Puede ser en forma de papilomas cutáneos (partes minúsculas de exceso de piel, como pequeños copos, que cuelgan del cuerpo), por ejemplo. Es un síntoma del conflicto que existe con el azúcar de la sangre y, por lo tanto, de la resistencia a la insulina porque el exceso de insulina estimula el crecimiento de la piel. El exceso de insulina también puede cambiar el aspecto de la piel, y hacer que parezca un poco más aterciopelada y oscura. Este proceso, llamado *acantosis nigricans*, hace que la piel parezca sucia, con manchas que no se desvanecen. Hay que consultar al médico si se tiene esa coloración porque, a veces, puede ser cancerígena. Pero si se recibe el visto bueno, la piel recuperará su color normal con sólo resolver la resistencia a la insulina y seguir las recomendaciones de este libro.

Capítulo 4

Qué conviene comer, y cómo

(Simples trucos dietéticos para enseñar al cuerpo a quemar la grasa en vez de almacenarla)

Sin lugar a dudas, una buena dieta es de máxima importancia tanto para la salud como para el peso. Sin embargo, a menos que se interrumpa la vertiginosa cascada de estrés que crea y conserva la grasa en la cintura, ni siquiera la mejor de las dietas será de utilidad alguna. Como hemos visto en los capítulos anteriores, el cuerpo ha acumulado grasa en la cintura porque cree que está sufriendo un ataque, de modo que para corregir el esquema habrá que cambiar el mensaje que el cuerpo recibe.

Alterar el modelo de dieta para eliminar peso es un buen comienzo. Los hábitos alimentarios pueden indicar al cuerpo que se están viviendo momentos de tensión. Si restringimos la comida o recortamos calorías, el cuerpo inevitablemente piensa que el alimento escasea, y eso provoca estrés. Hará que el metabolismo sea más lento para conservar durante más tiempo las preciosas reservas de grasa y, si el nivel de azúcar en la sangre fluctúa, el cuerpo también liberará adrenalina, la misma hormona que libera cuando se está bajo tensión. Es otro factor que también anima al cuerpo a almacenar grasa.

La solución es encontrar una forma de comer que diga al cuerpo que todo va bien, y le confirme que no existe ninguna amenaza. Hay que cambiar la bioquímica subyacente del cuerpo, no embarcarse en un régimen de pérdida de peso.

Fluctuaciones del azúcar en la sangre

Ahora estamos bloqueados en un círculo vicioso de hormonas del estrés y cambios en el azúcar de la sangre. Los dos puntos importantes que conviene recordar son:

- La adrenalina y el cortisol se liberan cuando estamos bajo tensión.
- La adrenalina y el cortisol se liberan cuando baja el nivel de azúcar en la sangre.

En ambos casos, el cuerpo intenta liberar las reservas de azúcar. Lo hace cuando estamos bajo tensión a fin de aportar energía instantánea para luchar o huir. Y lo hace cuando el azúcar en la sangre disminuye, porque necesita corregir ese bajo nivel. Al cuerpo no le importa por qué se está liberando adrenalina y cortisol; el efecto perjudicial para la salud es el mismo.

Pensemos, por ejemplo, en las fluctuaciones del azúcar en la sangre como si se tratara de una montaña rusa.

El coche de la montaña rusa es el azúcar en la sangre: la insulina se produce cuando sube, y la adrenalina y el cortisol se liberan cuando baja.

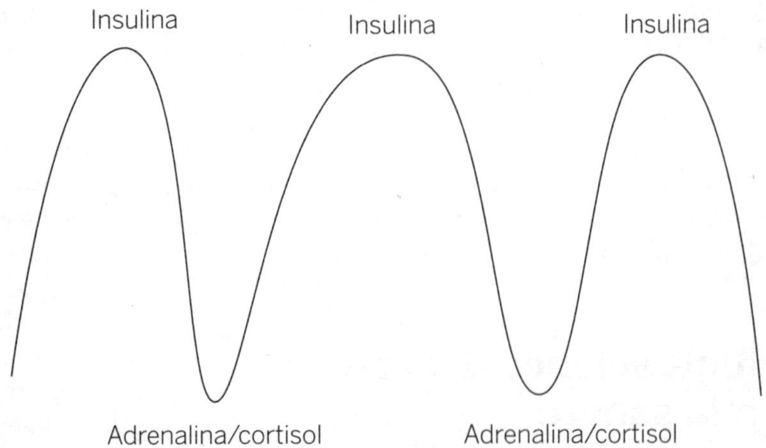

Al comer o beber, el azúcar en la sangre sube y se libera insulina. Si comemos productos refinados, como azúcar, pan blanco, pasteles y galletas, o bebidas estimulantes, como el café, el té o la cola, llegarán al torrente sanguíneo rápidamente. Se liberará más insulina para resolver ese repentino aumento del azúcar en la sangre. Una vez resuelto, el nivel de azúcar bajará, pero como hemos fomentado la liberación de tanta insulina, bajará demasiado, y pronto tendremos hambre de nuevo. Cuanto más alto suba el azúcar en la sangre, más bajo será después.

Durante el descenso el cuerpo registrará un nivel de azúcar bajo –hipoglucemia– y hará dos cosas. Provocará unas ansias irresistibles de tomar una taza de café o una barra de chocolate –un recurso rápido para conseguir que el azúcar suba de nuevo–, y hará que las glándulas suprarrenales produzcan más adrenalina y cortisol para ayudar a liberar las reservas de azúcar y corregir el bajo nivel.

La hipoglucemia puede provocar irritabilidad, ataques de agresividad, palpitaciones, falta de deseo sexual, llanto, aletargamiento, ansiedad, confusión, pérdida de memoria, incapacidad para concentrarse, fatiga, insomnio, jaquecas y calambres.

En la clínica he visto mujeres a las que se les había diagnosticado ataques de pánico porque experimentaban esos síntomas. Un episodio grave de hipoglucemia puede parecer un ataque de pánico porque el cuerpo literalmente piensa que lo están atacando y, por eso, libera hormonas del estrés. Una paciente a la que traté podía encontrarse en el supermercado y tener que dejar su carro lleno de comida y salir corriendo de la tienda cuando sufría un ataque de hipoglucemia. Literalmente, corría para salvar la vida, con el cuerpo en modo de respuesta de lucha o huida, obligándola a hacer algo. Cuando consiguió controlar el azúcar de la sangre, desaparecieron los ataques de pánico.

La mejor forma de enviar al cuerpo el mensaje de que no hay tensión, para que produzca menos adrenalina y también menos cortisol (responsable en última instancia de la grasa en la cintura), es controlar el nivel de azúcar de la sangre.

Comer cómodamente o con tensión

Cada persona es distinta. Algunas mujeres pierden el apetito y, a su vez, peso cuando están bajo tensión, mientras que otras comen más. La investigación ha demostrado que, generalmente, las mujeres que producen más cortisol (aunque no estén bajo tensión) suelen ser *comensales cómodas*. Durante un estudio, 59 mujeres premenopáusicas recibieron una sesión de estrés y una sesión sin estrés en diversos días. Las mujeres que produjeron más cortisol en la sesión de estrés comieron más calorías en comparación con las que produjeron niveles normales de cortisol. También se sintieron atraídas hacia alimentos más dulces. En la sesión sin estrés, todas las mujeres (tanto las que producían más cortisol como las demás) comieron cantidades similares de alimentos. Parece ser que el estrés indujo a las mujeres que producían más cortisol no sólo a comer más, sino también a tomar alimentos con más azúcar[1].

Aunque ahora comprendemos que el cuerpo lo hace para recuperarse después de un acontecimiento estresante, no es un proceso inevitable. Se puede romper el círculo vicioso y recuperar la cintura una vez más. En realidad, es muy simple, y el método es el que sigue:

Plan de alimentación en nueve simples pasos

1. Dejar el régimen (¡sí, de verdad!) y no contar calorías.
2. Comer poco y a menudo.
3. No saltarse el desayuno.
4. Eliminar de la dieta todo tipo de azúcares y los hidratos de carbono refinados.
5. Añadir proteínas en cada comida.
6. Comer grasas esenciales.
7. Comer sin prisas.
8. Cuidado con las bebidas.
9. Cambiar la forma de pensar respecto a la comida.

1. Dejar el régimen

A nadie le gusta seguir un régimen. Es difícil, frustrante, a veces caro y antisocial, de modo que he aquí la excusa perfecta para no tener que hacer dietas nunca más. Los regímenes no funcionan. Es una realidad, y es tan cierto ahora como lo era en 1999 cuando escribí el libro *Natural Alternatives to Dieting* (Alternativas naturales al régimen para adelgazar). Después de seguir un régimen, hasta un tercio de todas las mujeres acaban pesando más que antes de iniciarlo.

La industria de las dietas es muy rentable y, aunque el interesado no lo sabe, en realidad no pretenden que nadie adelgace. Se pueden comprar bebidas que sustituyen las comidas, píldoras de adelgazamiento, productos light, barras bajas en hidratos de carbono y productos con pocas calorías, pero si todos funcionaran como dicen, sólo los necesitaríamos durante un tiempo y después las empresas tendrían que cerrar.

Hacer régimen, es decir, que la cantidad de energía que entre en el cuerpo sea inferior a la energía que sale –en otras palabras, una grave restricción de la comida–, es un estado que biológicamente no es natural. Simplemente, no aporta al cuerpo suficiente combustible para llevar a cabo sus funciones. La mente y el cuerpo oyen campanas de alarma y entran en modo de supervivencia: conservar el peso, aflojar la marcha del metabolismo y ordenar «come, come, come».

He aquí un ejemplo clásico. Una mujer ha seguido un régimen muy estricto durante un par de días, y todo parece ir bien. Entonces, llega una visita con una tarta. Para mostrarse sociable, la mujer decide que una pequeña porción no le hará daño. Pero una vez que ha empezado a comer, es como si no pudiera parar. Para el cuerpo el régimen era como un viaje por el desierto, y ahora que ha caído en un oasis quiere recuperarse al máximo.

El deseo compulsivo de comer toda la tarta no significa que sea débil o glotona, es simplemente una necesidad biológica imposible de reprimir y sobre la que se tiene muy poco control. El cuerpo pensaba que iba a morir de hambre, y hasta cierto punto, así era. Por lo tanto, si realmente se quiere perder peso, y sobre todo barriga, restringir la ingesta de alimento es lo último que hay que hacer.

Régimen del yoyó

Muchas mujeres tienden a realizar el régimen del yoyó, es decir, siguen un régimen durante un par de semanas, pierden algo de peso y vuelven a comer con normalidad. Recuperan el peso y, al final, resulta que pesan más que antes de empezar el régimen. Se embarcan en un régimen todavía más estricto, lo dejan, y vuelven a acumular aún más peso que antes.

El régimen del yoyó es muy habitual, pero este modelo conlleva dos problemas. Primero, perturba el metabolismo. Cada vez que restringimos la ingesta de alimentos, el metabolismo cambia, y después, cuando recuperamos la dieta normal, comemos con un metabolismo más lento, porque el cuerpo tarda en adaptarse. En consecuencia, cuando salimos del régimen, ganamos más peso que antes. Este simple cambio en la bioquímica del cuerpo puede ocurrir diariamente. En la clínica veo mujeres que no comen a mediodía y pasan con sólo una taza de café. Suponen que si evitan las calorías de la comida perderán peso. Pero no es así. De hecho, tendrían que realizar un esfuerzo sobrehumano para resistirse a comer más por la noche, cuando su cuerpo pide la comida a gritos.

En el transcurso del día, el cuerpo registra que el alimento va escaso, por lo que afloja el ritmo del metabolismo. El cuerpo no sabe si va a volver a comer al cabo de seis horas o de seis días, por lo que prefiere pecar por exceso de precaución. Cuando nos sentamos a comer la tan esperada cena, la respuesta del estrés provocada por la percepción de falta de alimento hace que el cuerpo haga todo lo posible por almacenar el máximo de comida que pueda en forma de grasa. Pasar el día con tazas de café o latas de cola para calmar el apetito empeora aún más las cosas, porque la cafeína libera adrenalina y cortisol, que estimulan el cuerpo para que almacene aún más grasa.

Cuando volvemos a comer con normalidad después del régimen, el peso perdido (una combinación de agua, musculatura y, con un poco de suerte, algo de grasa) volverá sólo en forma de grasa. El cuerpo ha pasado hambre y está programado para intentar almacenar grasa lo antes posible por si llega otra escasez de comida. Eso explica por qué es tan habitual recuperar aún más peso (grasa) después de un régimen. Y el ciclo continúa.

Hay que perder grasa, no sólo peso

Y ése es el segundo problema del régimen del yoyó. Por muy gratificante que resulte subir a la balanza al final de la semana y ver que se han perdido unos gramos, no es realista. Si se pierde peso en pocos días, una cuarta parte de esa pérdida de peso es de agua, masa muscular y hueso, no de la grasa que queríamos perder. Perder peso en pocos días puede ser apasionante, pero físicamente no se puede perder más de 450-900 gramos de grasa en una semana, por lo que lo mejor es tomárselo con calma.

Con un régimen muy estricto, el cuerpo que pasa hambre utilizará el tejido muscular como combustible. Y eso nunca es una buena idea, sobre todo porque, en realidad, el tejido muscular ayuda a quemar grasa, por lo que cuanta más masa muscular tengamos, mejor. Además, el cuerpo convierte el tejido muscular en glucosa para tener energía cuando se sigue un régimen estricto, y eso tiene la ventaja de disminuir el gasto energético porque el músculo es metabólicamente activo y también gasta energía. Pero el cuerpo puede utilizar cualquier tejido muscular, incluso el del corazón.

Por eso es tan importante mantener un buen nivel de actividad cuando se quiere quemar grasa, porque los músculos son metabólicamente activos y ayudan a quemar la grasa de forma más rápida.

Si parece que el régimen estricto funciona y se consigue perder hasta un 10 % del peso corporal, el metabolismo se adapta reduciendo el ritmo de gasto de energía hasta un 15 %. Así es como los humanos pueden sobrevivir meses sin alimento. Eso ayuda a explicar por qué en una dieta baja en calorías suele ser tan difícil perder esos últimos 4 o 5 kilos. A pesar de todo el esfuerzo, el cuerpo aminora cada vez más la marcha de todos los procesos en un intento desesperado de retener los últimos kilos. Por eso es tan importante perder el peso (grasa) muy despacio, para conservar un metabolismo sano (alto) durante todo el proceso.

¿Qué es una caloría?
Una caloría es una unidad de calor y es la propiedad que tienen los alimentos para producir energía. Siempre se había pensado que si en el cuerpo entraban menos calorías de las que se necesitaban para la actividad física, se perdía peso. Pero ahora sabemos que no funciona así para todo el mundo. Hay personas muy activas que no comen mucho y, sin embargo, no pueden perder peso.

No todas las calorías son iguales, y su efecto en el aumento o la pérdida de peso dependerá de si vienen de la grasa, de las proteínas o de los hidratos de carbono.

Además, se necesita energía para digerir los alimentos. Es el efecto térmico del alimento, y significa que algunas de las calorías del alimento se utilizan para digerirlo. Se considera que algunos alimentos, por ejemplo la lechuga, tienen calorías negativas, porque para digerirlos se necesitan más calorías que las que aportan. El efecto térmico del alimento dura unas tres horas después de su ingestión.

Las proteínas, los hidratos de carbono y las grasas tienen efectos térmicos distintos. Comer proteínas quema mucha más grasa (se necesita un 20 % de la energía del cuerpo para metabolizarlas) que comer hidratos de carbono (10 %) y grasa (2 %). Por eso, lo que se come es tan importante como la cantidad.

Aunque no se perderá peso si se come en exceso y no se quema, estoy muy en contra de contar las calorías, e insto a mis lectores a dejar de pensar en la comida como en un conjunto de números (ya sea por calorías o por índice glucémico [IG]). En cambio, es mejor mirar el tamaño de la porción, y cuando se trate de las dos comidas principales del día (almuerzo y cena), intentar reducir la cantidad del plato aproximadamente en un cuarto. Es muy importante ser mucho más consciente de lo que se come y, concretamente, de cuánto se come.

2. Comer poco y a menudo

Es un cambio de vida muy importante. La idea es convencer al cuerpo de que no falta alimento, de que no tiene necesidad de guardar grasa adicional y de que puede quemar las reservas que tiene almacenadas. Si transcurren más de tres horas sin comer, el cuerpo empezará los preparativos para la supervivencia. Aumentará el nivel de estrés, aparecerá el cortisol y, con él, las instrucciones para retener la grasa y recurrir al tejido muscular para conseguir combustible.

Pueden aparecer síntomas de mareo o irritabilidad cuando baja el nivel de azúcar en la sangre, y ése es el momento en el que normalmente se busca un refuerzo rápido en forma de taza de café y una galleta. Al mismo tiempo, las glándulas suprarrenales liberarán tanto adrenalina como cortisol para instar al hígado a producir más glucosa.

Es fácil cambiar ese método por el de un saludable pastoreo. Si nos esforzamos por comer un poco cada tres horas enviaremos al cuerpo el mensaje de que no estamos en tensión, de que puede acelerar un poco el metabolismo y, si quiere, saquear las reservas de grasa para convertirlas también en energía. Un estudio publicado en el *New England Journal of Medicine*[2] demostraba que con la simple introducción de un régimen de comidas cada tres horas se podía reducir el nivel perjudicial de cortisol en el cuerpo en un 17 % en tan sólo dos semanas. Los participantes en el estudio comieron exactamente la misma cantidad de comida que siempre, pero en vez de realizar tres grandes comidas, las dividieron en porciones más pequeñas y más frecuentes. Eso también concuerda con el mecanismo del efecto térmico del alimento (*véase* anteriormente), que dura unas tres horas después de comer, por lo que cuando se vuelve a comer el cuerpo quema más grasa al pasar de nuevo al modo de digestión.

Cuando se come poco y a menudo, se observan tres grandes diferencias:

- Se recupera energía. Como el azúcar en la sangre permanece estable (lo llevamos al máximo cada tres horas), el nivel de energía también será estable y no habrá más subidas y bajadas tipo montaña rusa.
- Desaparecerán los antojos de alimentos dulces e hidratos de carbono refinados. De nuevo, dado que el nivel de azú-

car de la sangre no baja, el cuerpo ya no pedirá refuerzos urgentes. Es tan fácil como eso. Antes había que hacer un esfuerzo sobrehumano para resistirse al deseo psicológico de corregir la caída del azúcar de la sangre, pero cuando el azúcar está estable, nos sorprenderá comprobar lo fácil que es resistirse a esa porción de tarta de chocolate.

- Cuando el azúcar se estabiliza, también lo hace el estado de ánimo. Dado que hemos superado la montaña rusa de la irritabilidad, los ataques de agresividad, de llanto, de ansiedad y la tensión, el cuerpo ya no piensa que está en peligro. Y cuando se reduce el nivel de cortisol, automáticamente empezamos a sentirnos mejor y a calmarnos. El cuerpo humano es un dispositivo maravilloso y complejo, y no se puede separar el cuerpo de la mente. Cuando cambia el estado físico, las emociones y los sentimientos también cambian.

Comer poco y a menudo es simple. Sólo hay que asegurarse de realizar tres comidas al día (desayuno, almuerzo y cena) con un refrigerio a media mañana y otro a media tarde, sin dejar que transcurran más de tres horas entre una comida y un refrigerio. (*Véanse* sugerencias de comidas y tentempiés en pp. 230-245).

3. No saltarse el desayuno

Muchos expertos, incluida yo misma, creen que el desayuno es la comida más importante del día.

Muchas personas están tan estresadas por la mañana, dando prisa a los niños para que no lleguen tarde a la escuela, o ellas mismas al trabajo, que toman una taza de café (muchas veces, con azúcar) y se van. Sin embargo, al hacer esto se están preparando para fracasar. Recordemos la montaña rusa: sube el azúcar en la sangre, aparece el exceso de insulina, y se genera el mensaje, alto y claro, de almacenar la grasa en la cintura.

Si nos saltamos completamente el desayuno, el cuerpo empezará a atacar el tejido muscular, descomponiéndolo para conseguir combustible. Los músculos son metabólicamente activos y ayudan a quemar grasa, por lo que de manera decidida no queremos que eso ocurra. Si no tomamos un desayuno, el azúcar en la sangre caerá en un par de horas, la adrenalina y el cortisol harán su aparición para corregir el desequilibrio, y pronto ansiaremos un refuerzo urgente.

Nunca me cansaré de repetir la importancia de tener tiempo para el desayuno. No son más que diez o quince minutos para sentarse y tomar un bol de cereales (sin azúcar) o una tostada de pan de centeno con mermelada de fruta natural. Conviene intentarlo. Es esencial.

Quizá los cereales sin azúcar no sean lo más apetitoso de este mundo, y para que sean más sabrosos se les puede añadir especias. La canela es especialmente útil porque mejora el transporte de la glucosa a las células y se sabe que reduce el nivel de glucosa en la diabetes tipo 2. La canela, además, es termogénica, lo que significa que ayuda a quemar grasa[3]. La cúrcuma es también una especia interesante porque ayuda a controlar la inflamación, y sabemos que la inflamación está relacionada con la grasa en la cintura, por eso también puede ser beneficioso añadir cúrcuma a otros alimentos.

4. Eliminar de la dieta todo tipo de azúcares y los hidratos de carbono refinados

Como sabemos, la finalidad del juego es controlar la respuesta natural al estrés, de modo que el cuerpo reciba el mensaje de dejar de almacenar grasa en el centro del cuerpo. Se puede eliminar con eficacia toda la tensión relacionada con la dieta simplemente cambiando el modelo de comidas y comiendo poco y a menudo. Pero podemos dar también otro gran paso en la dirección correcta evitando todos los alimentos que provoquen una subida rápida del azúcar en la sangre.

Para ello debemos eliminar de la dieta todos los alimentos que se digieran muy de prisa. Puede hacerse siguiendo religiosamente una de las cada vez más populares dietas con bajo IG, pero en mi opinión son demasiado complicadas. Hay otra forma mucho más sencilla.

Una forma simple de comer los alimentos adecuados

En pocas palabras, cuanto más de prisa se digiere un alimento, antes llega a la sangre y mayor es la respuesta al estrés que provoca.

Pensemos en la diferencia entre poner papel o carbón en un fuego. El papel se inflama en seguida con grandes llamaradas, pero no da mucho calor y se quema tan rápidamente que muy pronto hay que volver a echar más papel en el fuego. El carbón, en cambio, tarda más en encenderse, pero aporta un calor estable y mucho más duradero.

En términos dietéticos, el objetivo es comer alimentos que actúen de la misma forma que el carbón, no como el papel, por muy atractiva que a veces parezca esa opción. Los alimentos refinados y procesados son como el papel para el fuego del cuerpo, mientras que los integrales naturales son como el carbón.

Cuanto más refinado esté un alimento (es decir, cuantas más sustancias naturales se le hayan eliminado) más rápidamente llegará a la sangre. Si comemos más alimentos en su forma natural, el azúcar en la sangre será mucho más estable.

Un buen ejemplo es la diferencia entre el pan blanco y el pan integral. Dado que al pan blanco se le ha sacado la fibra, llega al sistema digestivo con gran rapidez, lo que provoca un incremento del nivel de insulina. El pan integral, en cambio, está elaborado con grano entero molido e incluye la corteza exterior. Gracias a la fibra del pan integral, el cuerpo tarda un tiempo en absorber su valor nutritivo, lo que reduce la marcha de su avance por el sistema y da al cuerpo la oportunidad de reaccionar de forma natural y sin estrés.

Rebanada a rebanada, el pan integral contiene cuatro veces más fibra, tres veces más cinc y casi dos veces más hierro que el pan blanco. Los hidratos de carbono del pan integral se descomponen lentamente en varias horas, igual que el carbón en el fuego, por lo que no inundan, de repente, la sangre con azúcar. Esa liberación gradual también ayuda a sentir el estómago lleno durante más tiempo, y suprime los antojos de alimentos dulces porque el azúcar en la sangre ya no actúa como en una montaña rusa.

Índice glucémico: ¿confundida? ¡No es de extrañar!

El índice glucémico (IG) fue concebido por el doctor David Jenkins en 1981 en un artículo que escribió para el *American Journal of Clinical Nutrition*, donde sugería que no todos los hidratos de carbono se descomponían a la misma velocidad, y que los que se descomponían más rápidamente provocaban un mayor aumento del azúcar en la sangre. En un principio, Jenkins defendió el uso del IG para el tratamiento de la diabetes tipo 1 y, más adelante, también para los problemas relacionados con los triglicéridos y el colesterol elevado[4].

La glucosa recibió un IG de 100 porque provoca el aumento más rápido de azúcar en la sangre. Después, se compararon 50 gramos de hidratos de carbono con 50 gramos de glucosa. Según algunos resultados iniciales, para una persona diabética ¡era mejor comer un helado que un trozo de pan integral! Sin embargo, en 1983 otros investigadores compararon los mismos hidratos de carbono y obtuvieron resultados distintos. Algunos expertos creen que los resultados dependen del nivel de azúcar existente en la sangre de la persona en el momento de la prueba. Otro inconveniente es que los hidratos de carbono se probaban por separado, y eso no ocurre nunca en la vida real.

En 1988, el estándar respecto al que se comparaban todos los alimentos había pasado del azúcar al pan blanco, pero con el tiempo volvieron a surgir dudas sobre la exactitud del IG. El problema es que existen varios factores que pueden influir en la reproducibilidad de una medida del IG, como la madurez del alimento, la forma física del mismo (triturar un dado de patata de 2,5 centímetros aumenta su IG en un 25 %); la variabilidad entre tipos de alimentos (diferentes formas de pasta, consistencia, cocción, etcétera). Por eso, el IG no es muy útil. Nos indica la rapidez con que el hidrato de carbono se convierte en azúcar, pero no dice qué cantidad de hidratos de carbono contiene una determinada cantidad de alimento. Eso explica contradicciones tan extrañas como que el chocolate (IG 48) tenga un IG más bajo que la sandía (IG 72).

Introducir la CG

Se introdujo una nueva medida denominada *carga glucémica* (CG) para resolver algunos de los problemas del IG. La CG tiene en cuenta la cantidad de hidratos de carbono de un alimento. El impacto real en el nivel de glucosa en la sangre vendrá determinado tanto por la calidad (IG) como por la cantidad (CG) del hidrato de carbono.

La gente evitaba incluso las zanahorias en el régimen con bajo índice glucémico, porque tenían un IG de 48, igual que el chocolate. Pero la CG de las zanahorias es de 3,9 en comparación con la de 14 del chocolate.

Por eso, es mejor olvidar el IG y pensar en la CG. ¿O no? Porque los científicos han avanzado nuevas teorías y ahora sugieren otra medida, que llaman *equivalente glucémico de la glucosa* (EGG). Se supone que es más significativo que la CG[5].

Todo es muy confuso, y estoy segura de que dentro de poco aparecerá otro concepto que eclipsará al EGG.

Por eso, mi recomendación es olvidarse de todo eso. Contar las calorías, los gramos de grasa, el IG, la CG y ahora el EGG... es para que uno se vuelva loco. Existe una forma mucho más simple de comer sin tener que consultar gráficos y buscar datos a cada bocado.

Un estudio realizado con 459 personas sanas en la Tufts University de Boston en 2004 demostró que quienes consumían más pan blanco sufrían un mayor incremento del diámetro de cintura. El contorno de quienes consumían pan blanco aumentaba casi un centímetro al año (el estudio abarcó un período de tres años), tres veces más que el de quienes comían habitualmente pan integral.

La investigación más reciente ha demostrado que comer alimentos de liberación lenta (como el pan integral) no sólo ayuda a equilibrar el azúcar de la sangre, sino que también beneficia al corazón y reduce o previene la diabetes. Eso tiene mucho sentido sabiendo lo que ahora sabemos respecto a la resistencia a la insulina (*véase* p. 53)[6].

Resulta interesante saber que los cereales integrales también contienen *inhibidores de enzimas*, unas sustancias que retardan la digestión de la fécula y el azúcar, detienen el aumento de los niveles de glucosa en la sangre y reducen de forma eficaz la respuesta glucémica. Tienen una acción similar a la de los fármacos que se administran para ayudar a controlar la diabetes tipo 2 (medicamentos inhibidores de la alfa-glucosidasa), y hacen más lenta la liberación de glucosa en la sangre mediante una digestión retardada de los hidratos de carbono.

Los hidratos de carbono, y todo lo que hay que saber sobre ellos

La mayoría de los alimentos contienen una mezcla de hidratos de carbono, grasas y proteínas en diferentes proporciones.

Los hidratos de carbono son almidones (o féculas) y azúcares, y la forma más fácil de pensar en ellos es dividirlos en dos grupos: los de liberación rápida y los de liberación lenta.

Los hidratos de carbono de liberación rápida provocan un aumento acelerado de azúcar en la sangre, seguido de un bajón y la consecuente liberación de las hormonas del estrés. Por eso, todos los alimentos que tienen azúcar añadido son de liberación rápida. Hay que buscar el azúcar en las etiquetas de los alimentos y, sobre todo, tener en cuenta sus muchos disfraces, como:

- fructosa: azúcar de frutas;
- glucosa: azúcar de la sangre corporal, actúa muy rápidamente;
- dextrosa: azúcar del maíz, químicamente idéntico a la glucosa;
- lactosa: azúcar de la leche;
- maltosa: hecha de almidón;
- sucrosa: azúcar de mesa común, procedente de la caña de azúcar o de la remolacha.

Cuidado con el salvado

Que nadie piense que puede comer pan blanco en vez de pan integral y después compensarlo añadiendo salvado a los demás alimentos.

Técnicamente el salvado es un alimento refinado porque se aísla del cereal integral y se vende por separado. El salvado contiene unas sustancias denominadas *fitatos* que, una vez consumidas, atraen minerales importantes, como el calcio, el cinc y el magnesio, entre otros, igual que un imán. Después, esos minerales, esenciales para la salud en general, se excretan con el salvado del tracto digestivo. Irónicamente, aunque a menudo el salvado se utiliza para resolver el estreñimiento, también puede irritar el sistema digestivo y provocar abotargamiento y síntomas similares al del colon irritable.

Es mucho mejor comer el salvado en la forma como nos lo ofrece la naturaleza, sin separarlo del cereal entero, como en el pan integral.

Sea cual sea su nombre, todos son azúcares y, como tales, contribuirán a la resistencia a la insulina y a acumular peso en la cintura.

Las empresas de alimentación están obligadas a indicar los ingredientes por orden de cantidad, por lo que si todos los azúcares se agruparan bajo el término *azúcar*, esta palabra aparecería en primer lugar en muchas etiquetas. Pero ahora, muy inteligentemente, han descompuesto el azúcar en sus diferentes formas (sucrosa, dextrosa, etcétera) para diluir la carga de azúcar percibida y pasarlo a un lugar más bajo en la lista.

¡Cuidado! Se añade azúcar a alimentos salados como conservas de verduras, legumbres cocidas, salsa de tomate, sopas e incluso salsas para pasta..., donde menos se espera. Un yogur de frutas pequeño, incluso un yogur vivo de frutas orgánicas, tan *saludable*, puede contener más de ocho cucharaditas de azúcar.

Si realmente queremos eliminar la grasa de la cintura, debe-

La fibra

Solemos pensar en la fibra sólo en relación con los intestinos y el alivio del estreñimiento, pero también tiene un papel importante en la eliminación de la grasa de la cintura. La fibra de los alimentos integrales ayuda a controlar las fluctuaciones del azúcar en la sangre (y también a reducir la cantidad de cortisol que se libera), aminorando el ritmo con que los alimentos salen del estómago.

Una digestión más lenta significa que el azúcar no entra de golpe en la sangre y, por lo tanto, no se generan niveles altos de insulina. La fibra también aporta una sensación de plenitud que ayuda a controlar el apetito porque se tiene menos hambre.

Hay dos tipos principales de fibra:

- Soluble: que se encuentra en la fruta, la avena, las verduras y las judías.
- Insoluble: que se encuentra en los cereales integrales y los frutos secos.

La fibra soluble es mejor para tratar las fluctuaciones del azúcar en la sangre, porque tiene mayor impacto en el control de la insulina[7]. La fibra soluble también ayuda a regular el colesterol porque se une a una parte del colesterol y de la grasa de los alimentos que comemos y los expulsa del cuerpo.

La fibra insoluble facilita la circulación de los alimentos por los intestinos.

mos eliminar completamente todo el azúcar, excepto pequeñas cantidades ocasionales.

Como he dicho antes, todo el azúcar que ha sido refinado es de liberación rápida (pan blanco, arroz blanco, galletas y pasteles). Y algunos alimentos de liberación rápida, como las galletas y los pasteles, tienen un segundo efecto, porque combinan el azúcar con la harina refinada.

La fruta es un alimento sano y aporta muchas vitaminas y minerales; sobre todo, antioxidantes que ayudan a proteger las células y aflojan el ritmo del proceso de envejecimiento. Pero la fruta también contiene mucha fructosa. Por eso, para controlar el azúcar de la sangre es mejor limitar la ingesta de fruta a las que son de liberación lenta, que se indican más adelante.

Los plátanos y las uvas son las de liberación más rápida, por lo que no son muy convenientes. En todo caso, va bien combinarlos con una proteína como frutos secos o semillas. Cuando una fruta se ha desecado, el nivel de azúcar es mucho más concentrado, por lo que hay que comer pocas pasas o combinarlas con una proteína (frutos secos con pasas, por ejemplo). Yo recomiendo siempre evitar los zumos de frutas durante las primeras cuatro semanas y después tomarlos sólo en forma diluida y con alimentos sólidos. Pueden caber hasta ocho naranjas en un vaso de zumo de naranja, pero es mucho mejor comerse las naranjas enteras, porque la fibra ayuda a aminorar el ritmo de la digestión.

Conviene evitar la fécula de las patatas y los boniatos durante los primeros tres meses, hasta que se haya controlado la distribución de la grasa.

Hidratos de carbono de liberación lenta

Cereales: trigo integral, centeno, avena, arroz integral, cebada, maíz, quinua, mijo.

Legumbres: lentejas, judías, soja, etcétera.

Verduras (incluido el trigo sarraceno o alforfón, que no es un cereal sino de la familia de la acedera).

Fruta, sobre todo cualquier tipo de baya, cerezas, manzanas, peras y cítricos.

Hidratos de carbono de liberación rápida

Cereales refinados: harina blanca, pasteles, galletas, pan blanco, bollería, arroz blanco.

Azúcar blanco y moreno, glucosa, miel, melaza.
Patatas y boniatos.
Plátanos, fruta desecada (pasas), uvas y zumos de frutas.

El trigo

El trigo contiene mucha amilopectina, la forma más común del almidón o fécula. Es de liberación más rápida y no tiene el mismo efecto positivo en la insulina que la amilosina. Por eso, aunque el pan integral es mejor que el pan blanco, si se quiere eliminar el peso con más rapidez conviene evitar el trigo y consumir pan y pasta elaborados con otros cereales, como el centeno y el maíz.

Almidón resistente

No todos los cereales integrales actúan de la misma forma en el cuerpo. El almidón resistente, llamado así porque es resistente al ácido del estómago y a las enzimas digestivas, llega al intestino grueso esencialmente intacto. Por eso, consigue escapar de la digestión y absorción en el intestino delgado. Se comporta casi igual que la fibra, y proporciona materia para el movimiento intestinal y combustible para las bacterias benéficas.

La amilosa, que se encuentra en las legumbres (judías) y la avena, es un almidón resistente y tiene un impacto muy positivo en la ralentización de la respuesta a la insulina[8].

El trigo también contiene una proteína denominada gluten que forma una sustancia pegajosa en el sistema digestivo (un poco, como la cola de harina y agua). Dado que el gluten es pegajoso y difícil de digerir, fomenta el crecimiento de bacterias no deseadas, que a su vez pueden producir sustancias tóxicas y gases.

La forma extrema de este problema es la enfermedad celíaca, una intolerancia al gluten de cereales como el trigo, el centeno, la cebada y la avena. Los enfermos celíacos tienen unos leucocitos en el revestimiento del intestino que están programados para *ver* el gluten como una sustancia extraña y, por lo tanto, rechazarlo.

Los celíacos suelen sufrir pérdidas de peso y diarrea, y no absorben la mayoría de las vitaminas esenciales y minerales. Es importante acudir al médico para que realice un diagnóstico si se sospecha que éste puede ser el problema.

En la actualidad, el trigo se cultiva de forma que sea alto en gluten para que su producción en serie resulte más fácil y barata. Si se sufren muchos problemas digestivos, como indigestión, flatulencia, abotargamiento, estreñimiento o diarrea, vale la pena eliminar el trigo durante una semana para ver si hay alguna diferencia. Cuidado con el trigo que se añade a las sopas, salsas o jugos (puede aparecer como *almidón* o *fécula* en las etiquetas, y casi seguro que será refinado). Si se nota una mejoría comiendo sin trigo, se puede probar un cereal llamado *espelta* (que contiene mucho menos gluten). Conocido como el *abuelo* del trigo moderno, la espelta no presenta ningún problema de digestión para las personas que no toleran el trigo.

Los hidratos de carbono y la salud

¿Qué significa todo esto en términos de salud? Sabemos que las mujeres con un elevado consumo de hidratos de carbono tienen más riesgo de cáncer de mama. Las mujeres que habían obtenido un 57 % o más de su total de calorías de los hidratos de carbono tenían más del doble de posibilidades de sufrir cáncer de mama[9].

Los azúcares sucrosa y fructosa son los que mostraron una mayor relación con el riesgo de cáncer de mama. El elevado nivel de insulina que fomenta el azúcar promueve la división de las células y conlleva también un mayor nivel de estrógenos en el cuerpo. En ese estudio, la fibra se relacionó con un menor riesgo, porque hacía más lenta la absorción de los hidratos de carbono.

Podríamos calificar los hidratos de carbono de liberación lenta y de liberación rápida como *buenos* y *malos*, pero quiero sugerir que en vez de ello pensemos en hidratos de carbono saludables y no saludables, que es básicamente lo que son. Los

La verdad sobre la fructosa

La fructosa en polvo no procede de la fruta, sino que es un producto altamente refinado del maíz. Siempre se ha pensado que la fructosa era segura para los diabéticos porque no provoca un aumento rápido del azúcar en la sangre, como la sucrosa.

Pero, lamentablemente, tiene otros efectos negativos. El cuerpo trata la fructosa de forma distinta a la sucrosa, y la manda directamente al hígado para la formación de grasas. Así, potencia el nivel de colesterol y triglicéridos en la sangre, y también estimula la producción de insulina y cortisol. Aunque no provoca un aumento del azúcar, también puede desencadenar una resistencia a la insulina.

Es algo muy distinto a comer la fructosa de la fruta, donde viene junto a la fibra y todas las demás vitaminas y minerales naturales del alimento.

no saludables acumularán grasa en la cintura, con todos los riesgos que ello comporta para la salud (*véase* capítulo 3); los hidratos de carbono saludables, no. Y así se ha demostrado claramente en un estudio realizado con animales, en el cual se alimentaron dos grupos de ratas con dietas prácticamente idénticas, con un 69 % de hidratos de carbono. Un grupo recibió hidratos de carbono de liberación lenta, y el otro grupo los de liberación rápida. Al cabo de dieciocho semanas, las ratas que habían recibido los hidratos de carbono de liberación rápida tenían un 71 % más de grasa corporal, la mayoría concentrada en el centro del cuerpo. ¡Eran ratas con forma de manzana! Un segundo estudio con ratones demostró unos resultados aún más marcados, y el grupo que había recibido los hidratos de carbono de liberación rápida tenía un 93 % más de grasa corporal que el otro grupo[10].

La conclusión final es que el cuerpo necesita hidratos de carbono, ya que a fin de cuentas es la fuente preferida de combustible. Pero lo más importante es la calidad de los hidratos de carbono que se ingieren y su equilibrio con las proteínas de la comida.

El cerebro funciona gracias a los hidratos de carbono, y por este motivo, uno puede sentirse deprimido, de mal humor o incapaz de pensar (niebla cerebral) si no se comen suficientes hidratos de carbono. Por eso, nunca recomendaré una dieta baja en hidratos de carbono. Es sólo que la sociedad occidental se ha habituado a comer demasiados hidratos de carbono y, por desgracia, del tipo equivocado.

Se ha demostrado que limitar excesivamente los hidratos de carbono durante unas semanas puede afectar al funcionamiento de la tiroides debido al descenso de las hormonas, lo que a su vez deteriora el metabolismo. El hecho de comer pocos hidratos de carbono también hará que el azúcar de la sangre baje y el cuerpo liberará adrenalina para elevar la glucosa. Y así aumentará la concentración de cortisol.

Como hemos dicho antes, un nivel elevado de cortisol es un mensaje para que el cuerpo almacene grasa en la cintura y tiene también un impacto en el funcionamiento de la tiroides. Hemos entrado en un círculo vicioso.

Edulcorantes artificiales: tan malos como el azúcar

Los alimentos y las bebidas *bajos en azúcar, dietéticos* o *bajos en calorías* suelen contener edulcorantes químicos, como el aspartamo. Esos edulcorantes aparecen también en las patatas fritas, los helados, las salsas, las sopas instantáneas y algunas medicinas (hay que comprobar siempre las etiquetas).

Equivocadamente suele pensarse que los edulcorantes artificiales nos ayudan a perder peso y a controlarlo. Pero los estudios han demostrado que las personas que utilizan regularmente edulcorantes artificiales tienden a ganar peso porque tienen más apetito[11].

Existen muchos tipos de edulcorantes artificiales, como la sacarina (el más antiguo), el ciclamato, el acesulfamo-K, la sucralosa y el aspartamo. El aspartamo es uno de los más utilizados.

El aspartamo es 180 veces más dulce que el azúcar y puede provocar antojos y trastornos alimentarios compulsivos. También está relacionado con los cambios de humor y la depresión, porque altera los niveles de serotonina química en el cerebro[12]. A menudo la depresión se trata con fármacos ISRS (inhibidores selectivos de recaptación de serotonina). Están pensados para mejorar el uso de la serotonina, lo que ayuda a levantar el estado de ánimo y reducir el apetito, mientras que el aspartamo funciona exactamente en el sentido opuesto.

Pero el aspartamo también preocupa por otras razones y, en América del Norte, se ha creado el Centro de Información sobre la Toxicidad del Aspartamo *(www.holisticmed.com/aspartame)* porque se cree que este edulcorante químico puede causar problemas de salud más graves. Cuando se digiere, libera en el cuerpo metanol y dos aminoácidos, el ácido aspártico y la fenilalanina. El metanol se convierte en formaldehído –¡una toxina clasificada en el mismo grupo que fármacos como el cianuro y el arsénico!–, y después, en ácido fórmico o formato[13]. Los aminoácidos son constituyentes fundamentales de todas las proteínas e interaccionan entre ellos. Normalmente, los aminoácidos se ingieren en pequeñas cantidades con las proteínas, y en combinación con otros aminoácidos. En el caso del aspartamo, sin embargo, el ácido aspártico y la fenilalanina se ingieren por sí solos y en cantidades mucho mayores. El resultado es que pueden desequilibrar el metabolismo del aminoácido en el cerebro[14]. En otras palabras, pueden influir en la forma como el cerebro utiliza los aminoácidos.

En 2005 surgieron nuevos temores respecto al aspartamo cuando la Autoridad europea para la Seguridad Alimentaria revisó los resultados de un gran estudio realizado en Italia, en el que se demostraba que el aspartamo, en dosis similares a la ingesta diaria habitual en los humanos, podía provocar linfomas y leucemia en las hembras de los animales de laboratorio.

También se cree que el aspartamo podría ser adictivo, y que las personas que beben muchos refrescos dietéticos cada día (tres o cuatro latas), o regularmente mastican chicle sin azúcar, pueden experimentar síndrome de abstinencia si intentan dejarlo. Los siguientes síntomas se han relacionado con el consumo regular de aspartamo: cambios de humor, pérdida de memoria, entumecimiento, cosquilleo en brazos y piernas, dolor de cabeza, depresión, problemas en la piel como urticaria (granos como mordeduras) y erupciones, ataques, convulsiones, problemas oculares, náuseas y vómitos. Siempre aconsejo a mis pacientes que eviten los alimentos y las bebidas con edulcorantes artificiales, pero para ello hay que leer la letra pequeña de todas las etiquetas porque se añaden edulcorantes tanto a productos salados como dulces, y tanto si están etiquetados como *dietéticos* como si no.

5. Añadir proteínas en cada comida

La proteína es una parte vital de la dieta porque es la materia básica de todas las células, los músculos y los huesos, así como del cabello, la piel y las uñas. Las proteínas están constituidas por veinticinco aminoácidos, ocho de los cuales se denominan *esenciales* porque deben obtenerse de los alimentos, al contrario que los diecisiete aminoácidos restantes, que se crean de forma natural en el cuerpo. Dado que los músculos están hechos de proteínas, necesitamos asegurar suficientes proteínas para mantener la masa muscular. No hay que olvidar que los músculos ayudan a reducir el peso de la cintura porque aumentan el metabolismo, que a su vez quema la grasa.

Hay que incluir proteínas en todas las comidas, porque reducen el ritmo a que el estómago vierte la comida en la parte siguiente del tracto digestivo, por lo que se hace así más lento el paso de los hidratos de carbono. Cuando añadimos proteínas (tanto animales como vegetales) a un hidrato de carbono, lo convertimos en un hidrato de carbono de liberación lenta, más saludable. Añadir proteínas puede ser tan simple como introducir frutos secos y semillas en el desayuno (*véanse* sugerencias en capítulo 10).

Como en todo, el equilibrio es importante, y ello incluye el equilibrio entre proteínas, hidratos de carbono y grasas. Y, por supuesto, añadir proteínas a todas las comidas va directamente en contra del principio en que se basan las dietas de combinación de alimentos (o *no* combinación de alimentos, como se prefiera).

Las dietas basadas en la combinación de alimentos se fundamentan en la creencia de que las proteínas y los hidratos de carbono deben comerse por separado porque ambos necesitan diferentes enzimas para ser digeridos con eficacia. Se dice que, si se comen juntos, el alimento resultante no digerible se guarda primero en los intestinos, lo que comporta una fermentación que causa abotargamiento y flatulencias. Después, si no se digiere correctamente y no se utiliza como energía, se almacena como grasa.

Aunque parece que no existe una base científica para este régimen, la gente pierde peso con él. Podría ser porque, inconscientemente, reducen las porciones. Pero quiero dejar muy claro que, en mi opinión, la dieta de combinación de alimentos no puede ser buena para nadie que tenga forma de manzana, porque no conseguirá más que empeorar las fluctuaciones del azúcar en la sangre, sobre todo después de las comidas que sólo contengan hidratos de carbono.

La proteína ayuda a controlar la insulina porque reduce el ritmo de la digestión. También fomenta la producción de glucagón, la hormona que quema la grasa. El glucagón, como la insulina, se produce en el páncreas, pero funciona en el sentido opuesto a la insulina y aumenta la glucosa de la sangre, fomentando que el cuerpo queme grasa y la convierta en energía.

Pero por importante que sea la proteína, soy de la opinión de que no es recomendable seguir una dieta alta en proteínas o con sólo proteínas. A largo plazo, este tipo de dieta no es sana, y además puede ser peligrosa. De nuevo, es una cuestión de equilibrio.

El problema surge cuando el cuerpo echa de menos los hidratos de carbono y busca energía en sus reservas de glucógeno. Dado que en cada gramo de glucógeno hay 4 gramos de agua, puede parecer que se pierde mucho peso con gran rapidez gracias a una dieta baja en hidratos de carbono. Pero la pérdida de peso inmediata siempre será de agua, no de grasa. El cuerpo no empezará a disolver las células de grasa hasta que se hayan agotado completamente las reservas de glucógeno.

Si no se come nada más que proteínas, el cuerpo puede entrar en un estado metabólico anormal, denominado *cetosis*. Como no hay suficientes hidratos de carbono, el cuerpo tiene que utilizar la grasa como combustible. Cuando se pasa hambre, y también en el caso de la diabetes mellitus, se producen cetonas, y cuando esto ocurre, el cuerpo se come literalmente a sí mismo para mantenerse vivo. No sólo se utiliza la grasa para conseguir energía, sino que también se descompone la musculatura. Las cetonas tienen, además, efectos secundarios, como problemas respiratorios, falta de concentración, cambios de humor y mala memoria. He visto en mi clínica a muchas mujeres que habían seguido una dieta cetónica para perder peso y habían perdido una cantidad importante de cabello al abandonar la dieta.

Quizá alguien piense que es un precio bajo a cambio de conseguir el cuerpo de sus sueños, pero las dietas altas en proteínas también pueden provocar una acumulación de nitrógeno en el organismo. El nitrógeno es un producto procedente de la proteína, que normalmente pasa por el hígado y los riñones y sale del cuerpo con la orina. Pero en una dieta alta en proteínas, se acumula un exceso de nitrógeno, lo que puede provocar daños en el hígado y los riñones.

Otra misión en la lucha por reducir la grasa en la cintura es el control del proceso inflamatorio natural del cuerpo. Por desgracia, algunos alimentos como la carne roja y los productos lácteos producen sustancias denominadas *prostaglandinas*. No son las prostaglandinas sanas que pueden crear los ácidos grasos esenciales (*véase* p. 120). La prostaglandina derivada de las grasas saturadas es muy inflamatoria. Se denomina PGE2 y procede del ácido araquidónico (AA) (*véase* diagrama en p. 123), que a su vez deriva principalmente de los productos lácteos. Por este motivo, sería mejor utilizar otras formas de proteínas animales, como el pescado y los huevos, y reducir o eliminar los productos lácteos de la dieta. De todos los productos lácteos, el yogur natural orgánico vivo (no los yogures de frutas, porque llevan hasta ocho cucharaditas de azúcar) sería la mejor opción, ya que contiene también bacterias beneficiosas útiles para el sistema digestivo. Si no es posible, se puede utilizar queso de oveja y de cabra en vez del de vaca, pero con moderación.

El AA también está presente en la carne roja, y aunque los huevos contienen AA, aportan también todos los aminoácidos esenciales (por ello, se denominan *proteína de primera clase* o *proteína completa*). La investigación ha demostrado que la leucina, uno de los aminoácidos esenciales de los huevos, puede ayudar a perder peso porque estabiliza el azúcar de la sangre y hace que el cuerpo pierda grasa[15].

Y al contrario de lo que se cree, aunque los huevos tengan mucho colesterol, son bajos en grasas saturadas y pueden contener grandes cantidades de ácidos grasos esenciales omega 3 si las gallinas se han criado correctamente. Conviene buscar huevos de granja orgánicos, no sólo de granja, porque la dieta de las gallinas también es muy importante para la calidad de los huevos.

Hay que asegurarse de que las proteínas que se ingieren sean de buena calidad. Recomiendo el pescado (fresco u orgánico, que no sea de granja si es posible), huevos orgánicos, legumbres, frutos secos y semillas. Suelo aconsejar que se evite la carne roja porque contiene niveles elevados de grasa saturada y se ha relacionado tanto con las enfermedades del corazón como con los problemas intestinales.

Reducir el consumo de leche

Hay muchos motivos por los que conviene reducir la cantidad de leche de la dieta:

- Se puede ser intolerante a la lactosa. Se estima que esta condición afecta al 15 % de los caucasianos, y entre un 70 y un 90 % de los asiáticos, negros e indios americanos, porque dejan de producir la enzima lactasa que digiere la leche cuando entran en la edad adulta. Los síntomas de la intolerancia a la lactosa van desde pequeños trastornos digestivos, como hinchazón y gases, hasta una diarrea intensa y dolor abdominal. Si alguien cree que puede ser intolerante a la lactosa, que intente eliminar los productos lácteos de la dieta durante una semana para comprobar si los síntomas desaparecen.

- La proteína de la leche (caseína) es también un conocido alérgeno y, a veces, es causa de problemas cutáneos como el eccema. Los alimentos que se sabe que causan reacciones alérgicas como la leche o el trigo lo hacen estimulando las glándulas suprarrenales. La mayor parte de las reacciones alérgicas estimulan la liberación de histamina y otras sustancias que producen inflamación. El cortisol es un fuerte antiinflamatorio, por lo que entra en juego cuando hay una reacción alérgica a un alimento concreto. Si se siguen ingiriendo alimentos difíciles de asimilar para el cuerpo, se aumentará el nivel de cortisol y la tendencia a almacenar grasa. Si se dejan de ingerir, la reacción cambia. Por ese motivo, la gente pierde peso cuando deja de consumir alimentos que producen reacciones adversas. (Para más información sobre las pruebas de alergia a los alimentos, *véase* p. 216.)
- Se cree que una sustancia de la leche, pensada para que las crías de vaca se desarrollen correctamente, tiene un efecto negativo en las células humanas. El IGF-1 (factor de crecimiento insulínico tipo 1), una sustancia que el cuerpo produce de forma natural, sobre todo en la infancia para fomentar el crecimiento, abunda en la leche. El papel del factor de crecimiento es ayudar al desarrollo de los mamíferos jóvenes, para los que está pensada esta leche. Una cría tiene que sostenerse en pie al cabo de pocas horas de su nacimiento, y el énfasis de ese animal se centra en el desarrollo físico. Lamentablemente, el IGF-1 participa también en la multiplicación y diferenciación de las células, y la investigación ha demostrado que actúa como fuerte mitógeno (provoca la división de las células) para una amplia variedad de líneas de células cancerígenas, como las del cáncer de mama, de próstata, de pulmón y de colon[16].

- En 2005, un estudio publicado en el *International Journal of Cancer* demostraba que beber un vaso de leche cada día puede aumentar el riesgo de cáncer de ovarios en las mujeres[17]. Según ese estudio, el riesgo aumentaba hasta el 13 % en relación con la lactosa, el azúcar de la leche. No aparecía ningún riesgo adicional con el yogur o el queso, seguramente porque durante la manipulación de la leche para elaborar yogur o queso el proceso de fermentación produce enzimas que descomponen la lactosa. Por eso, el yogur y el queso no contienen azúcar.
- El IGF-1 impide también un proceso denominado *apoptosis* (suicidio de las células [*véase* p. 70]). Como se ha explicado en el capítulo anterior, es lo que ocurre con el cáncer. Puede provocar la supervivencia de células que pueden ser malignas. Además, aunque la advertencia del cáncer debería ser suficiente, como su nombre indica, el IGF-1 tiene propiedades similares a las de la insulina porque puede estimular el almacenamiento de glucosa en las células grasas.
- Cada vez es mayor el número de vacas a las que se suministran antibióticos para acelerar su crecimiento, y es inevitable que esos fármacos lleguen a nuestro cuerpo a través de la leche. Cada vez preocupa más la posibilidad de que el exceso del uso de antibióticos en la medicina general haga que enfermedades como la tuberculosis lleguen a ser resistentes a los antibióticos. Las probabilidades son aún más elevadas si además nos exponemos a los antibióticos que nos llegan a través de la dieta.
- Otro problema es que las vacas se han convertido en máquinas de leche porque los ganaderos intentan conseguir la máxima cantidad posible de leche de cada vaca. Mientras que hace una generación, una sola vaca producía aproximadamente 9 litros de leche al día, hoy una vaca puede llegar a producir 56 litros. Eso es ocho veces más de lo que puede tomar una sola cría. Para llegar a ese rendimiento, la producción de leche debe estimularse de forma artificial, lo que en definitiva influye también en la leche.

– Las altas temperaturas que se utilizan para pasteurizar la leche convierten sus grasas en transgrasas (*véase* p. 124), lo que puede aumentar el riesgo de enfermedades cardíacas.

Todos esos factores hacen recomendable eliminar los productos lácteos de la lista de alimentos *ideales*.

Vegetarianos

Solía creerse que los vegetarianos debían combinar varios alimentos en cada comida para conseguir los ocho aminoácidos esenciales. Ahora se sabe que mientras la variedad de alimentos se ingiera durante un día, el cuerpo puede obtener los ocho aminoácidos esenciales de la ingesta de dicho día. Por eso, cada día deben comerse legumbres, frutos secos, semillas y cereales.

La soja se ha clasificado como una proteína completa porque contiene todos los aminoácidos esenciales. Sin embargo, yo recomendaría sólo el uso de alimentos de soja orgánica porque los demás podrían contener soja modificada genéticamente. También es mejor comer los alimentos de soja tal como se come tradicionalmente en otras culturas, como la japonesa, en forma de *tofu*, *miso*, salsa de soja (el *tamari* no tiene trigo) y *tempeh*.

Conviene evitar los productos de soja elaborados a partir de proteína de soja aislada (hay que comprobar las etiquetas de los ingredientes) porque el proceso utilizado para producir esos resultados la convierte en un *alimento* que ya no se parece a la soja original, sino que contiene trazas de aluminio y nitratos. Hasta un 60 % de los alimentos procesados contienen soja (por ejemplo, el pan, las galletas, la pizza y las comidas infantiles), y en la mayoría de los casos, en forma de soja aislada, que no es un derivado de la soja integral. La mejor forma de diferenciar un producto de soja integral de un producto de soja aislada es mirar la lista de ingredientes. Además, actualmente, si un alimento está etiquetado como orgánico, es que no está modificado genéticamente.

Otra buena fuente de proteínas para los vegetarianos es la quinua, que en realidad es una semilla, pero se utiliza como cereal. Es alta en proteínas y muy rica en vitaminas y minerales.

Las algas también son beneficiosas tanto para vegetarianos como para no vegetarianos: son bajas en calorías y ofrecen un elevado contenido de minerales, como cinc, manganeso, cromo, selenio, calcio, magnesio, hierro y, sobre todo, yodo. El yodo es esencial para un funcionamiento sano de la glándula tiroidea, que regula el metabolismo. Hay diferentes tipos de algas, como *nori*, *kombu* (equivalente japonés del *kelp*), *agar*, *arame* e *hiziki*.

6. Comer grasas esenciales

Aunque mucha gente cree que «la grasa engorda», después de haber leído hasta aquí se puede comprender que los verdaderos culpables son el azúcar y los hidratos de carbono refinados de los alimentos y las bebidas, que aumentan la producción de insulina (la hormona que almacena la grasa) y liberan las hormonas del estrés, que engordan.

Una investigación de la Harvard School of Public Health ha confirmado que reducir la grasa no sirve para perder peso. Según el doctor Walter Willett «no parece que las dietas altas en grasa sean la causa principal de la gran prevalencia de exceso de grasa corporal en nuestra sociedad»[18] y que «el énfasis en la reducción total de grasa ha sido una grave distracción en los esfuerzos para controlar la obesidad y mejorar la salud en general»[19]. La investigación sugiere que todo el énfasis que se ha puesto en los alimentos bajos en grasa ha sido una pista falsa, y queda confirmado (sobre todo en Estados Unidos) en las dos últimas décadas por el hecho de que ha habido un descenso considerable del consumo de grasa y un aumento masivo de la obesidad.

Grasas malas

Las grasas malas, saturadas, se encuentran en la carne roja y los productos lácteos. No hay duda de que las grasas saturadas no son buenas para la salud en general porque pueden aumentar el riesgo de enfermedades cardíacas y de cáncer de intestino. También aumentan el riesgo de resistencia a la insulina porque hacen que las membranas de las células sean más duras y menos receptivas a esa hormona. Sin embargo, la mezcla más letal es combinarlas con hidratos de carbono refinados y azúcar (la clásica comida rápida: hamburguesa en un panecillo blanco), pues aumentan tanto el colesterol como los triglicéridos (grasas en la sangre) y, por lo tanto, el riesgo de ataques cardíacos y derrames cerebrales.

Grasas buenas
Si a lo largo de toda la vida se ha dependido de las dietas con poca grasa, significa que ha habido un menor consumo de grasas saturadas, pero que a la vez existe una deficiencia de grasas no saturadas, también conocidas como *ácidos grasos esenciales* (AGE). Como su nombre indica, los AGE (que se encuentran en los frutos secos, las semillas y el pescado azul) son esenciales y sólo se pueden obtener de los alimentos porque el cuerpo no puede fabricarlos.

Una deficiencia de AGE puede producir estos síntomas:

- dificultad para perder peso;
- piel seca;
- piel agrietada en los talones y en las puntas de los dedos;
- caída del cabello;
- cabello sin vida;
- curación lenta de las heridas;
- caspa;
- depresión;
- irritabilidad;
- uñas blandas o quebradizas;
- alergias;
- ojos secos;
- falta de motivación;
- dolor en las articulaciones;
- fatiga;
- hipertensión;
- artritis;
- síndrome premenstrual;
- pechos dolorosos.

Muchas de las mujeres que llegan a mi consulta experimentan los síntomas mencionados y confiesan que no comen frutos secos ni semillas, pescado azul o aguacates. ¿Por qué? Porque creen que engordan. Y sin embargo no pueden perder peso y acaban con graves síntomas de deficiencia.

Las grasas esenciales son esenciales porque:

- reducen el ritmo de vaciado del estómago, por lo que los hidratos de carbono se liberan aún más lentamente;
- fomentan el metabolismo;
- provocan menos resistencia a la insulina;
- reducen la inflamación.

Cuando se añade grasa a un hidrato de carbono, ocurre lo mismo que cuando se le añade proteína, es decir, se reduce el ritmo con que el alimento entra en los intestinos. Por lo tanto, el hecho de añadir grasa (no saturada, claro) a un hidrato de carbono mejora su valor en la dieta. Y es tan simple como incorporar frutos secos y semillas al desayuno (los frutos secos y las semillas son doblemente útiles porque contienen proteínas y grasas esenciales), o bien echar aceite de buena calidad, prensado en frío, de sésamo o de girasol orgánicos, o aceite virgen de oliva extra sobre las verduras asadas justo antes de servirlas.

Las grasas esenciales pueden ayudar verdaderamente a perder peso porque estimulan el metabolismo. En concreto, los AGE omega 3 ayudan a quemar grasa porque dirigen el azúcar de la sangre hacia las reservas de glucógeno para que se queme como combustible, en vez de ser almacenado como grasa. También ayudan a aumentar el metabolismo de la grasa y el colesterol, lo que significa que quedará menos cantidad disponible para pegarse a las arterias. En el año 2000, en un estudio sobre la salud de las enfermeras realizado en Estados Unidos sobre ochenta y cinco mil mujeres, se descubrió que el riesgo de ataque al corazón en las que comían pescado con AGE una vez a la semana era un 29 % menor que en las que lo comían menos de una vez al mes. Las mujeres que lo comían cinco veces a la semana tenían un 50 % menos de probabilidades de morir de un ataque al corazón[20].

Los AGE ayudan a mover la grasa de la cintura invirtiendo la resistencia a la insulina. Por ese motivo, los AGE también son útiles contra la depresión, porque ayudan a las células del cerebro a ser más fluidas, para que los neurotransmisores puedan hacer su trabajo de forma adecuada.

Los AGE también son útiles para reducir la inflamación, porque controlan la producción de prostaglandinas (*véase* p. 112). Es importante porque, como se ha explicado antes, el exceso de peso en la cintura provoca una inflamación leve que deteriora la capacidad del cuerpo para utilizar la insulina.

El cuerpo utiliza los AGE para producir unas sustancias llamadas *prostaglandinas* (sustancias parecidas a las hormonas). Esas prostaglandinas impiden la inflamación, regulan el sistema inmunológico y reducen la coagulación anormal de la sangre.

Por desgracia, el cuerpo también puede producir prostaglandinas *malas*, que provocan inflamación.

La PGE2 se clasifica como prostaglandina mala porque aumenta la inflamación y la coagulación de la sangre. La PGE1 y la PGE3 se clasifican como prostaglandinas buenas porque son antiinflamatorias, impiden los coágulos de sangre y rebajan la presión arterial.

En el diagrama de la página 123 se puede ver que la serie omega 3 de AGE (el ácido alfa-linoleico), que se encuentra sólo en el pescado azul, la linaza, las nueces, la soja, las semillas de calabaza y las verduras de hoja verde, se convierte en prostaglandina buena PGE3.

Pero la serie omega 6 de AGE (ácido linoleico), que se encuentra en los frutos secos y las semillas, se puede convertir en prostaglandinas PGE1 buenas o PGE2 malas.

Cuando se tiene un nivel elevado de insulina en el cuerpo, se tiende a detener la conversión de AGE omega 6 en PGE1 y se produce más PGE2 *malo*. Por eso, aumenta la inflamación, que, a su vez, detiene la respuesta del cuerpo a la insulina. Ese cambio provoca más inflamación. Y así sucesivamente, con lo que cada vez se acumula más peso en el centro del cuerpo.

Cómo combaten la resistencia a la insulina los ácidos grasos esenciales omega 3

Los AGE omega 3 son imprescindibles para un funcionamiento correcto de las membranas de las células, que están formadas por un 60 % de grasa. Ayudan a las membranas a ser más fluidas y flexibles, y ello comporta que los receptores de las células sean más sensibles a la insulina. Los receptores de la insulina se encuentran en la parte exterior de la célula, lo que permite que ésta se una a la insulina que está en la sangre. Cuando la célula y la insulina están juntas, la primera puede absorber glucosa de la sangre y usarla como energía.

Este círculo vicioso se puede romper de varias formas. Para ser eficaz, lo mejor es hacerlo todo a la vez:

- Como se puede ver en el diagrama, el cuerpo utiliza una enzima para convertir los AGE omega 6 en ácido gamma-linoleico (AGL), y los omega 3 en AEP (ácido eicosapentaenoico) y ADH (ácido docosahexaenoico), pero esta conversión queda bloqueada por las hormonas del estrés y la insulina. Por ello, lo mejor es controlar el estrés (*véase* capítulo 7).
- El cuerpo necesita vitamina B_6, magnesio, cinc y biotina para realizar esa conversión, por lo que durante un tiempo deben añadirse a la dieta como complementos (*véase* capítulo 5). Cuanto mayor sea el estrés, más provisiones de las diferentes vitaminas y minerales requiere el cuerpo, y cuantas más deficiencias existan, más difícil será convertir los AGE de forma eficiente.
- Un nivel de insulina alto hará que los aceites omega 6 se conviertan en ácido araquidónico (AA), que produce prostaglandina *mala* PGE2. Si se siguen las recomendaciones de este libro se podrá hacer todo lo posible para reducir la insulina, de tal forma que el mínimo de aceites

omega 6 se conviertan en prostaglandinas *malas* inflamatorias.

- Si aumenta el consumo de omega 3, no sólo se produce PGE3, la prostaglandina antiinflamatoria, sino que también se bloquea la conversión de AGE omega 6 en AA.

No tiene sentido tomar complementos de ALG (aceite de prímula o de borraja, por ejemplo) si los niveles de insulina son elevados, porque el ALG se convierte en AA y después en PGE2, la prostaglandina *mala*.

Hace unos años se solía conseguir un buen equilibrio de omega 3 y omega 6 a partir de la alimentación, pero en la actualidad una dieta occidental típica contiene casi diez veces más omega 6 (debido al mayor consumo de aceites vegetales y semillas) que omega 3 (pescado azul, soja, linaza), lo que provoca un nivel mucho más elevado de prostaglandinas inflamatorias *malas* en nuestra dieta normal.

Yo recomendaría una sesión intensiva de tres meses para fomentar la ingesta de omega 3 en forma de complementos (*véase* capítulo 5) e iniciar así el mecanismo de quema de grasa. Como las hormonas del estrés bloquearán la conversión de omega 3 en AGE, es mejor tomar directamente complementos de AGE en vez de aceite de pescado u omega 3, de manera que se evitarán problemas y se iniciará automáticamente la producción de prostaglandina *buena* PGE3.

A los vegetarianos que no coman pescado pero tengan grasa en la cintura les resultará un poco más difícil porque las hormonas del estrés bloquearán la conversión de los aceites omega 3 de la linaza, la soja y las nueces en AGE. Por eso, es importante seguir las recomendaciones de este libro para controlar los niveles de cortisol. La investigación ha demostrado que si se reduce la cantidad de aceites vegetales omega 6 de la dieta, el ritmo de conversión de omega 3 en AGE será más rápido[21]. Por eso, lo mejor es concentrarse en los frutos secos y las semillas, que aportan proteínas y AGE, en vez de intentar conseguir los AGE de los aceites vegetales.

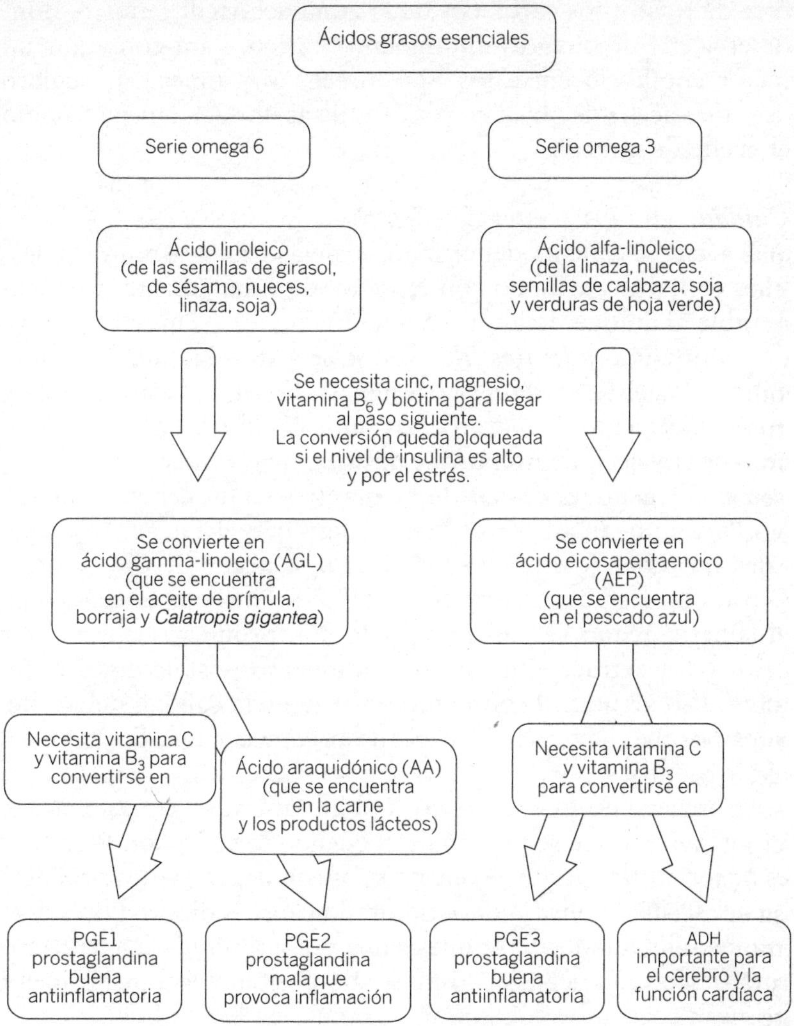

¿Y qué ocurre con el aceite de oliva?

El aceite de oliva no se clasifica como ácido graso esencial. Es un ácido graso monoinsaturado omega 9. El aceite de oliva contiene mucha grasa monoinsaturada y se ha descubierto que reduce el LDL (colesterol *malo*) y aumenta el HDL (colesterol *bueno*). Ése es uno de los factores que contribuyen al bajo índice de trastornos cardíacos de la zona del Mediterráneo, donde el aceite de oliva es un alimento básico. Para conseguir un mejor equilibrio entre los AGE omega 6 y omega 3, sugiero usar más aceite de oliva, en vez de utilizar un AGE omega 6 como el aceite de girasol.

Cuidado con los aceites de cocina

Si el aceite se calienta demasiado, se deja al sol o se reutiliza después de haber cocinado con él, se oxida rápidamente, y es vulnerable al ataque de unos fragmentos químicos muy reactivos, denominados *radicales libres*, que se han relacionado con el cáncer, las enfermedades coronarias, la artritis reumatoide y el envejecimiento prematuro. Los radicales libres aceleran el proceso de envejecimiento porque destruyen las células sanas y atacan el colágeno (el *cemento* que mantiene a las células unidas).

Para impedir que esto ocurra, hay que elegir aceites vegetales no refinados, prensados en frío, o aceite de oliva virgen extra. Por desgracia, la mayoría de los aceites que se venden en el supermercado se han procesado con productos químicos y calor para extraer el máximo rendimiento posible de cada remesa. Eso arruina el contenido nutritivo y la calidad del aceite. Si es posible, hay que elegir aceite orgánico y guardarlo en un lugar oscuro.

Conviene no freír con grasas poliinsaturadas, como el aceite de girasol, porque se inestabilizan cuando se calientan. Para freír es mejor utilizar aceite de oliva o mantequilla. Es menos probable que el aceite de oliva monoinsaturado cause radicales libres, y la mantequilla tampoco, porque es una grasa saturada. La temperatura de cocción debe ser lo más baja posible y es mucho mejor hornear, cocer al vapor, guisar o gratinar en vez de freír.

Transgrasas: los malvados de la grasa

Si las grasas saturadas son malas, las transgrasas son aún peores. Aparecen cuando se toma un aceite poliinsaturado, como el aceite de girasol, y se pasa hidrógeno a través de él a gran temperatura y presión. Eso cambia la estructura molecular del aceite, lo hace más sólido y untuoso (para la margarina) y le da una vida útil mucho más larga. Se encuentran transgrasas (etiquetadas como aceite vegetal hidrogenado) en todo tipo de comida rápida, pasteles y galletas; de hecho, en casi todos los alimentos procesados.

Cuando se ingieren, las transgrasas acaban como plástico en el intestino y al cuerpo realmente le cuesta mucho deshacerse de ellas. Impiden la absorción de grasas esenciales de la dieta y aumentan el riesgo de ataques cardíacos. En un estudio se demostró que los niveles de HDL (colesterol *bueno*) en las personas que siguen una dieta alta en transgrasas era un 21 % inferior al de las personas con una dieta basada en grasas saturadas. Y tan sólo aumentando el consumo de transgrasas en un 2 %, el riesgo de enfermedades cardíacas se elevaba un 30 %[22]. Las transgrasas también aumentan el colesterol *malo* (LDL) y, sorprendentemente, a medida que aumenta el consumo de transgrasas las moléculas de LDL se hacen más pequeñas, lo que tiene un efecto muy negativo (*véase* p. 58) porque las moléculas se pegan a las paredes de las arterias en forma de placa (lo que se denomina *aterosclerosis*)[23].

Las transgrasas también aumentan la resistencia a la insulina porque endurecen las membranas de las células y las hacen menos receptivas. Hace poco se relacionaron con el aumento del riesgo de diabetes tipo 2[24].

Por eso, hay que comprobar siempre las etiquetas. «Elaborado con aceite de girasol» en un envase de margarina puede significar que, con el proceso de hidrogenación, el aceite habrá pasado a ser algo irreconocible. Recomiendo usar, o bien mantequilla orgánica con moderación, o bien margarina no hidrogenada (disponible en tiendas de productos dietéticos), antes que margarina ordinaria. Conviene leer siempre las etiquetas y buscar la lista de ingredientes para comprobar que no aparezcan grasas o aceites hidrogenados.

En 2004, el gobierno danés dispuso que no pudieran venderse en Dinamarca aceites y grasa con más de un 2 % de transgrasas. Estaría muy bien que otros países siguieran su ejemplo.

7. Comer sin prisas

Para realizar bien este programa hay que controlar el cortisol que sitúa el peso alrededor de la cintura. Conviene mantener en equilibrio el azúcar de la sangre, lo que a su vez detiene la producción de hormonas del estrés, y siguiendo las recomendaciones del capítulo 7, enviar al cuerpo un mensaje claro de que no hay estrés. Al cuerpo no le preocupa qué es lo que provoca la respuesta del estrés, ya sea una causa interna (cambios en el azúcar de la sangre) o externa (un atasco de tráfico); la reacción y la acumulación de peso en la cintura serán los mismos.

Si se come siempre con prisas se está enviando al cuerpo el mensaje de que el tiempo es escaso, de que se está bajo presión y de que, por lo tanto, hay estrés. Sabemos que si se come con tensión el sistema digestivo se cierra porque el cuerpo prefiere reservar su energía y sus recursos para salvar la vida y no para digerir un bocadillo (*véase* p. 26). Así, se puede acabar con la sensación de hinchazón y flatulencia después de comer porque los alimentos pueden estar ya aposentados y fermentando en el intestino.

La idea es enviar al cuerpo un mensaje distinto. Decirle que nadie nos ataca, que todo está en calma. Sólo entonces el sistema digestivo podrá realizar su trabajo de forma adecuada y absorber las vitaminas y los minerales esenciales de la comida.

Para conseguirlo, es cuestión de proponerse estar sentado y comer con la mayor calma posible, masticar bien, tranquilizar la mente y disfrutar de la comida; no sólo engullirla. Los tentempiés pueden comerse en marcha si es necesario, porque suelen ser poca cantidad de comida, y es preferible tomar un tentempié unas tres horas después de comer (para evitar que baje el azúcar de la sangre) a no comer nada.

Masticar bien es importante porque la primera parte de la digestión tiene lugar en la boca. Es también el proceso que avisa a las demás partes del sistema digestivo de que deben prepararse para recibir comida. Por eso, si no se mastica bien, se omite la primera parte de la descomposición en la boca, el sistema digestivo no recibe la señal para prepararse y el alimento cae en el estómago en forma de moléculas más grandes que las que realmente puede manejar.

Otra ventaja de comer despacio es que es menos probable que se coma demasiado. Cuando se empieza a comer se requieren veinte minutos para que el cerebro registre que se está saciado. Por eso, si se come despacio, se acabará comiendo menos porque el cerebro podrá avisar a tiempo de que ya tiene suficiente. Si se come muy de prisa se llega a consumir mucho más alimento del que realmente se necesita antes de que el cerebro lo registre. Hay una gran diferencia entre el hambre y el apetito.

Conviene recordar también que no hay que beber durante las comidas.

8. Cuidado con las bebidas

Hay que controlar el cortisol reduciendo los alimentos que hacen que el azúcar de la sangre se libere más rápidamente, pero las bebidas también son importantes.

La cafeína

El café, el té negro, el té verde, el chocolate, la cola y demás refrescos, así como algunos medicamentos, como los que alivian el dolor de cabeza, contienen cafeína. Y aunque muchas personas no se dan cuenta, el té y el café no sólo engordan, sino que además colaboran, concretamente, a que la grasa se deposite en la cintura.

La cafeína es un estimulante que insta al cuerpo a liberar cortisol, que a su vez fomenta la liberación de insulina. Con el tiempo, la cafeína hará que el cuerpo sea resistente a la insulina, de modo que convertirá la glucosa directamente en grasa y la almacenará en la cintura. En las investigaciones se ha estimado que la cafeína reduce la sensibilidad a la insulina en un 15 % en las personas sin diabetes[25]. La cafeína también aumenta la concentración de ácidos grasos *malos* libres en la sangre y el nivel de la hormona adrenalina. Los investigadores estimaron que el descenso de la sensibilidad a la insulina causado por la cafeína igualaba el aumento de la sensibilidad a la insulina resultante de tomar fármacos insulino-sensibilizantes como metformina. Por eso, muchas personas que toman medicamentos insulino-sensibilizantes quizá no necesitarían esa medicación si eliminaran la cafeína. Pero también puede ser que la cafeína anule el efecto de los fármacos[26]. (Nota: No debe interrumpirse ninguna medicación sin consultar al médico.) Otro estudio iba aún más lejos y se titulaba: «Cafeína: ¿una causa de la resistencia a la insulina?»[27]. Así pues, para quitar ese peso de la cintura, la cafeína debe desaparecer.

Tomar refrescos con cafeína es otra forma de decirle al cuerpo que está siendo víctima de un ataque y que debe almacenar grasa. Para convencer al cuerpo de que puede liberar la grasa almacenada, hay que eliminar la cafeína de la dieta.

Para el cuerpo, beber refrescos con cafeína equivale a hacer algo estresante. Cuando los investigadores compararon a hombres que tomaban el equivalente a dos o tres tazas de café con hombres que realizaban tareas estresantes, descubrieron que la cafeína elevaba las hormonas del estrés (como el cortisol) al mismo nivel que el de los hombres que llevaban a cabo tareas estresantes[28].

Otro problema es que la cafeína es adictiva. El té y el café actúan como una droga: cuando los efectos de la cafeína empiezan a desaparecer, se necesita más, y después más, y la persona se encuentra de nuevo en la montaña rusa (*véase* p. 88). Es el recurso clásico para ese bajón de energía de media tarde, cuando parece que no se puede seguir sin una taza de café y una galleta. Y si se añade azúcar al té o al café, las subidas de la montaña rusa serán más altas y las bajadas más bajas, lo que causará aún más daño al cuerpo.

La cafeína actúa con rapidez y es muy permeable, lo que significa que traspasa fácilmente la barrera sangre-cerebro. Se ha sugerido que «al cabo de una hora de tomar una taza de café, probablemente hay cafeína en todas las células del cuerpo y se pueden encontrar restos en todos los fluidos corporales»[29]. La cafeína funciona bloqueando al neurotransmisor adenosina, que se asocia con la depresión, la inhibición de la sección gástrica, la disminución del ritmo cardíaco y un descenso general de la actividad neural[30]. Por eso, la cafeína acelera el ritmo cardíaco, aumenta la presión de la sangre y la actividad gástrica. También se ha demostrado que eleva el nivel de otro neurotransmisor, la dopamina, que es como funcionan los estimulantes anfetamina y cocaína[31].

Dado que la cafeína actúa como una droga, no hay que intentar eliminarla de repente de la dieta y sufrir *el mono* porque podría provocar síntomas drásticos del síndrome de abstinencia como jaquecas, náuseas, cansancio, rampas musculares y depresión. Para reducir al mínimo esos efectos, hay que retirarla gradualmente, en un período de unas semanas. Conviene empezar sustituyendo la mitad del café que se toma cada día por café descafeinado y avanzar gradualmente hasta que todo el café que se tome sea sin cafeína. Después, lentamente, cambiar a otras bebidas, como infusiones y cafés de cereales. El objetivo último debe ser abandonar incluso el café descafeinado porque contiene también otros estimulantes (teobromina y teofilina) que no se eliminan con la cafeína.

La cola es igual de mala. Muchas mujeres son totalmente adictas a ella; he visto mujeres que se toman hasta ocho latas cada día. Puesto que las colas son, a menudo, una combinación de cafeína con edulcorantes artificiales, también deben eliminarse de la dieta, pero igualmente hay que hacerlo de forma gradual, quizá a un ritmo de una lata al día.

Y el chocolate tampoco está libre de culpa. También contiene esa maldita cafeína. Y no sirve de nada pasar al chocolate negro, orgánico; aunque tiene menos azúcar, su porcentaje de sólidos de cacao es más alto que el del chocolate con leche, lo que hace que el efecto de la cafeína sea más fuerte.

Se sabe cuándo el cuerpo está empezando a recibir el mensaje que le autoriza a «liberar grasa» porque desaparece la necesidad de tomar una taza de té o café en un momento determinado. Cuando hayan transcurrido cuatro semanas sin cafeína, se puede empezar a añadir un complemento de té verde (*véase* capítulo 5). El té verde (que se elabora a partir de hojas no fermentadas) contiene cafeína, pero también aporta niveles elevados de unos antioxidantes denominados *polifenoles*. Se ha descubierto que esos polifenoles tienen propiedades anticancerígenas[32] y que ayudan a reducir el colesterol y aumentan el HDL, el colesterol *bueno*[33]. Los polifenoles se han estudiado, además, por su efecto en el peso y en la grasa del cuerpo, y en un ensayo de doce semanas con extracto de té verde se demostró una reducción significativa de la circunferencia de la cintura, el IMC y el porcentaje de grasa corporal[34]. Por eso, aunque recomiendo no tomar té verde durante tres meses después de haber dejado la cafeína, está bien tomarlo en forma de complemento para ayudar a rebajar la grasa, dado que el complemento contiene muy poca cafeína.

Alcohol

No hay más que pensar en la clásica barriga del bebedor de cerveza para tener un claro ejemplo de cuerpo en forma de manzana. En resumen, la cerveza (un hidrato de carbono líquido) llega rápidamente al flujo sanguíneo, hace que se libere cortisol e insulina y provoca, al final, resistencia a esta hormona. Por eso, si se quiere eliminar el peso de la cintura, habrá que suprimir el alcohol durante unas semanas. Si no se puede resistir sin un poco de alcohol, conviene recordar que el vino tiene menos efecto que la cerveza, y los licores, aún menos.

El alcohol es perjudicial también por otras causas. Actúa como antinutriente, lo que significa que bloquea los buenos efectos de los alimentos y vacía el cuerpo de vitaminas y minerales, sobre todo cinc, calcio, magnesio, vitamina C y también vitaminas B. Esas vitaminas y minerales, sobre todo las vitaminas B (conocidas como *vitaminas del estrés*), son vitales para ayudar al cuerpo a enfrentarse al estrés, como se verá en el capítulo siguiente.

El alcohol también interfiere con el metabolismo de los AGE necesarios para producir las prostaglandinas *buenas* (*véase* p. 120) que controlan la inflamación.

El alcohol actúa como diurético (igual que el café), lo que hace perder agua y que la persona se sienta deshidratada. Normalmente, el cuerpo lo registra como estrés (igual que el hambre), y por eso aumenta el nivel de cortisol.

El hígado es el vertedero y la unidad de desintoxicación del cuerpo, no sólo para el alcohol sino también para toxinas, productos de desecho, fármacos y las hormonas que el cuerpo produce. El hígado es, junto con la piel, el órgano más grande del cuerpo y tiene muchas otras funciones, como el metabolismo de la grasa (absorción, emulsión, transporte y almacenamiento), producción de bilis, metabolismo de las proteínas, producción de colesterol, fabricación de fibrinógeno (una sustancia que ayuda a coagular la sangre), producción de enzimas y, por supuesto, control del azúcar en la sangre. Por eso, lo último que debemos hacer es poner en peligro el funcionamiento del hígado inundándolo de alcohol, dado que tiene muchas otras cosas que hacer. Si añadimos a todo eso los efectos de un estrés crónico porque el cuerpo cree que la vida está en peligro, comprenderemos que el hígado está tan sobrecargado de trabajo que no puede realizar la función para la que está pensado.

Otro problema es que el colesterol se fabrica en el hígado, y el colesterol es la materia prima para la fabricación de las hormonas del estrés. Por eso, si el hígado cree que estamos en tensión constante, ya sea por la montaña rusa del azúcar, ya sea por la presión del trabajo, producirá aún más colesterol.

Por lo tanto, mi consejo es que debe darse un descanso al hígado durante al menos cuatro semanas eliminando todo el alcohol y siguiendo las recomendaciones sobre complementos y hierbas medicinales del capítulo siguiente, con el fin de estimular la función del hígado. Si realmente se tiene la necesidad de tomar alcohol, por ejemplo en una fiesta o una celebración familiar, lo mejor es asegurarse de que sólo se ingiere con el estómago lleno y con una comida que contenga grasas o aceites que reduzcan la absorción del alcohol. Es un buen truco para cuando se tenga que beber alcohol, en general. Una comida *líquida* no es nunca una buena idea.

Refrescos

Los refrescos suelen contener jarabe de maíz con mucha fructosa y su consumo se ha relacionado con el aumento de la obesidad que se ha experimentado en Estados Unidos[35]. Esas bebidas son, en realidad, azúcar líquido y, como tal, se absorben rápidamente en el flujo sanguíneo, poniendo en marcha la montaña rusa del azúcar de la sangre y el almacenamiento de grasa. Sin embargo, no sirve de nada sustituir con refrescos que contienen edulcorantes artificiales los que contienen jarabe de maíz altos en fructosa, porque los primeros también pueden aumentar el apetito y se han asociado con otros problemas de salud (*véase* p. 108).

La preocupación es aún mayor cuando se trata de niños y adolescentes. Ya se pueden ver niños de once y doce años con grasa en la cintura y diabetes tipo 2. La cultura americana del refresco tiene mucho que decir al respecto.

Zumos de frutas

Cuando se intenta combatir la grasa en la cintura, hay que ir con mucho cuidado con los zumos de frutas. Como se explica en la página 104, llegan al torrente sanguíneo con bastante rapidez porque es azúcar de fruta concentrado, sin ninguna fibra. Recomiendo evitarlos completamente al menos durante las primeras cuatro semanas, y reintroducirlos en forma diluida, mitad agua mitad zumo. Pueden probarse con agua con gas para que sean un poco más apetitosos. Siempre hay que tomar los zumos con algún aperitivo para reducir su absorción.

También conviene leer las etiquetas de los envases. Si pone «bebida de frutas» sabremos que no es fruta pura. Muchas bebidas de frutas contienen tan sólo un 5 % de frutas y un 95 % de azúcar, colorantes, edulcorantes y agua.

Agua

El agua es absolutamente esencial para todas las funciones del cuerpo. Se necesita para la digestión, la absorción, la circulación y la excreción. Las personas pueden sobrevivir sin alimento durante cinco semanas, pero no se puede pasar más de cinco días sin agua. Nuestro cuerpo está formado en más de un 70 % por agua y necesita todas esas gotas para ayudar a transportar los nutrientes y los residuos dentro y fuera de las células, sacarlos del cuerpo y mantener la temperatura.

La mayoría de nosotros no bebemos suficiente agua; deberíamos beber al menos seis vasos al día. Va muy bien tomar agua caliente y una rodaja de limón antes del desayuno: refresca muchísimo y es excelente para el hígado. Las infusiones de hierbas cuentan como ingestión de agua, pero las demás bebidas no.

El agua del grifo no es ideal porque en muchas zonas está contaminada con arsénico, plomo o cobre de las tuberías. También otras sustancias, como pesticidas y fertilizantes, se vierten en el agua a través del suelo. Filtrar el agua (ya sea en una jarra o con un dispositivo instalado en el grifo) ayuda, pero no elimina todas las impurezas. Algunos filtros también pueden filtrar xenoestrógenos (estrógenos externos).

Guía para el agua embotellada

Abrirse camino a través de la gran cantidad de aguas embotelladas que se venden en el mercado puede ser confuso. He aquí una guía.

El agua de manantial suele recogerse de una o varias fuentes subterráneas y pasa por toda una serie de tratamientos, como filtración y mezcla.

El agua mineral natural se embotella en su estado subterráneo natural y no está tratada. Su origen debe ser una fuente registrada oficialmente, tiene que adecuarse a unos estándares de pureza e indicar en la etiqueta los datos sobre la fuente y el análisis mineral.

El agua natural con gas es agua natural de una fuente subterránea con suficiente dióxido de carbono natural para que tenga burbujas.

Al agua con gas (carbonatada) se le añade dióxido de carbono durante el embotellamiento, con el mismo proceso que en los refrescos con gas.

Cuidado con las aguas de manantial con sabores, porque aunque parecen maravillosamente naturales, a menudo contienen azúcar o edulcorantes artificiales y otras *sorpresas*. Y siempre es mejor comprar agua en botellas de vidrio, porque el plástico puede contaminar el agua con xenoestrógenos.

En mi opinión, pues, la mejor opción es beber agua mineral sin gas en botellas de vidrio.

9. Cambiar la forma de pensar respecto a la comida

En este apartado, intentaremos cambiar la forma de pensar en los alimentos y la comida. La palabra *régimen* tiene una connotación temporal, que implica que será corto, y no es eso lo que defiendo. Si realmente se quiere cambiar la forma del cuerpo hay que empezar a pensar en la comida y los alimentos en términos de estilo de vida, para que comer sano y de forma agradable se convierta en un hábito, algo que se hace cada día sin pensar.

Pero tampoco hace falta convertirse en un asceta de la comida, o al menos no en todo momento. Si se come bien un 80 % de las veces para eliminar la grasa de la cintura, se puede dejar sin temor un margen del 20 % para satisfacer caprichos.

Muchas de las mujeres que veo en la clínica hablan de comer *bien* o comer *mal*. Pero pensar de esa manera sólo hace que se sientan culpables y derrotadas. Hay que tener el objetivo en mente y centrarse en lo positivo. Conviene hablar siempre en términos positivos, pues la mente cree en lo que oye. Por eso, comentarios como «nunca conseguiré perder esa barriga» pueden llegar a convertirse en una profecía. En cambio, se puede hablar de «gustarse a sí misma» o de «cuando pueda volver a ponerme esa falda».

¿Por qué preocuparse?

Al cabo de pocas semanas siguiendo este plan, mis pacientes se encuentran mejor y tienen mejor aspecto. Han empezado a perder aquella forma de manzana que les había perseguido durante años, y se sienten más sanas y llenas de energía. Se han propuesto ser más saludables en el futuro, y así tener más posibilidades de evitar graves enfermedades.

En 2006, la Sociedad Española de Endocrinología y Nutrición (SEEN) junto con la Sociedad Española de Estudios de la Obesidad (SEEDO) presentaron una serie de datos inquietantes con motivo del día nacional de la persona obesa:

- Alrededor del 16 % de la población adulta española es obesa.
- La proporción de adultos obesos ha aumentado a un ritmo cercano al 1 % anual.
- En la población de más de sesenta y cinco años, la obesidad es del 40 % en mujeres y del 31 % en hombres.
- Especialmente preocupante es el dato sobre la obesidad infantil. Con un 13 %, es la segunda tasa más alta en obesidad infantil de la Unión Europea.

Vivimos en una época en que las enfermedades degenerativas se han convertido en una epidemia. Enfermedades como el cáncer, los trastornos cardíacos, los derrames cerebrales, la diabetes, la artritis y las afecciones autoinmunes van en aumento, y son causa de mortalidad y de discapacidades en un elevado porcentaje de la población. En Occidente, muy pocos son los que mueren *de viejos*. Mueren de enfermedades que tardan tiempo en manifestarse en el cuerpo. No son parte natural del envejecimiento, sino que son el resultado de la forma terrible en que muchos de nosotros tratamos el cuerpo a lo largo de los años. Por ejemplo, la artritis es una característica común del envejecimiento en Occidente, mientras que en otras culturas no existe en el mismo grado. ¿El hecho de que sea común la convierte en aceptable? Creo que no.

En 1976 empezó un amplio estudio realizado en Estados Unidos con ochenta y cinco mil enfermeras, y se ha demostrado la enorme diferencia que puede comportar el estilo de vida. Se ha comprobado que un asombroso 83 % de los problemas cardíacos se pueden prevenir simplemente siguiendo cinco normas[36]:

- no fumar;
- mantener un peso normal (IMC inferior a 25);
- hacer un ejercicio moderado (más de treinta minutos al día);
- no tomar más de dos bebidas alcohólicas al día;
- seguir una buena dieta baja en transgrasas, con un mayor cociente entre grasas poliinsaturadas y grasas saturadas, alta en fibras, con mucho pescado y ácido fólico.

Estoy de acuerdo con todas esas normas, con la excepción de que, para que mi plan funcione, hay que reducir el consumo de alcohol a cero.

Los investigadores de ese estudio analizaron también el riesgo de diabetes tipo 2 y llegaron a la sorprendente conclusión de que «un estilo de vida sano podría evitar la mayoría de los casos de diabetes tipo 2[37]».

Las investigaciones de esta clase demuestran realmente que enfermedades como el cáncer, los trastornos cardíacos, los derrames cerebrales y la diabetes (los radios de la rueda [p. 63]) no son «cosas que pasan». Son evitables aunque se tenga un historial familiar adverso. Está en manos de cada cual realizar los cambios en la dieta y en el estilo de vida. Nadie puede hacerlo por nosotros.

Cada persona debe tomar la decisión de asumir la responsabilidad de su salud. Pero esto no significa permitir que un fármaco controle problemas como el azúcar en la sangre o el colesterol. El fármaco puede aliviar los síntomas, pero no resolverá la causa de por qué el cuerpo produce demasiado colesterol, por ejemplo.

El hecho de leer este libro ya es una buena señal. Significa que se está empezando a asumir la responsabilidad de buscar respuestas alternativas a los fármacos. Pero cuidado: no hay una solución rápida para perder la grasa de la cintura ni para conservar la salud.

Dicho esto, con un poco de esfuerzo y una actitud positiva se pueden conseguir los objetivos en tan sólo tres meses. Necesitamos organizar a fondo la dieta y también el estilo de vida en general (*véase* capítulo 7). Y existe toda una serie de vitaminas, minerales y plantas específicas que pueden hacer que el proceso de *perder la barriga* sea más rápido y fácil, como veremos en el siguiente capítulo.

Capítulo 5

Complementos que ayudan a cambiar de forma

(Vitaminas, minerales y plantas que ayudan a perder esa curva)

Si se almacena grasa en la cintura, lo más probable es que no se trate de un problema reciente. La mayor parte de las personas con forma de manzana han estado exacerbando inconscientemente esa figura poco saludable de su cuerpo durante bastante tiempo.

Para invertir la tendencia con eficacia, sin duda hay que detener la montaña rusa del azúcar en la sangre (*véase* p. 88) mediante los cambios dietéticos que se recomiendan en el capítulo 4. Y esas medidas deben tomarse conjuntamente con las recomendaciones del capítulo 7 sobre el estilo de vida. Sin embargo, en muchos casos, dado que el cuerpo ha estado sometido a una tensión constante durante tanto tiempo es probable que necesite apoyo y estímulos adicionales para aceptar que es seguro quemar la grasa y recuperar la buena salud. Eso requiere tiempo, unos tres meses, porque el cuerpo debe adaptarse gradualmente para que los efectos sean permanentes.

Aunque algunos sectores del estamento médico se muestran escépticos en cuanto a los complementos, muchos estudios los apoyan, y yo he podido comprobar bastantes cambios drásticos. He tratado a mujeres que sufrían muchos problemas, por ejemplo taquicardia (cuando los latidos del corazón se aceleran de forma espantosa). El médico de cabecera las había enviado al cardiólogo para que se les realizara un chequeo cardíaco estándar, con el fin de descartar algo grave, y en todos los casos habían sido enviadas a casa con informes *normales* y los mismos síntomas. Era evidente que algo debía causar la aceleración de su pulso. Por eso, dado que tenía la seguridad de que no había nada anómalo en el corazón, les sugerí un programa de control de las hormonas del estrés mediante una alimentación sana, como se describe en el capítulo 4, y una revisión de los factores del estilo de vida que podrían causar estrés, así como un programa de complementos y plantas medicinales pensado para calmar la función suprarrenal. Al cabo de tres meses, los síntomas habían desaparecido.

La investigación ha demostrado que algunas vitaminas, minerales, ácidos grasos esenciales (AGE), plantas y otros nutrientes pueden ayudar a perder la forma de manzana más rápidamente que si se intentara sólo con cambios en la dieta. Y una vez perdida la grasa de la cintura, se puede pasar a un simple programa de complementos de mantenimiento (*véase* capítulo 11).

A continuación se relacionan los complementos y las plantas que pueden marcar y marcan la diferencia para ayudar a perder la grasa en la cintura, junto con el porqué y el cómo funcionan. Es una lista extensa, pero no significa que haya que comprarlos todos, porque muchos de ellos vienen combinados en un solo complemento. (Para una guía más concisa sobre qué complementos tomar, *véase* capítulo 10.)

¿Por qué tomar complementos?

Dado que el cuerpo ha estado bombeando grandes cantidades de adrenalina y cortisol durante largos períodos de tiempo, habrá tenido que buscar suministros de vitaminas y minerales para superar la situación. Esto significa que cuanto más tiempo se está en tensión, más deficiencias nutritivas sufre el cuerpo. Se trata, sobre todo, de vitamina C, vitaminas B, magnesio y cinc, por lo que es importante tomarlos en forma de complemento durante tres meses para corregir las deficiencias básicas.

Se requieren varias reacciones químicas para convertir la glucosa en energía (reacción buena), en vez de convertirla en grasa (reacción mala). Esas reacciones están controladas por las enzimas, que a su vez dependen de ciertas vitaminas y minerales del cuerpo. Si el nivel de esos nutrientes es bajo, al cuerpo le costará bastante más desprenderse de ese peso. Y es probable que exista una deficiencia de determinadas vitaminas y minerales si, como tantas personas, se ha seguido el régimen del yoyó durante muchos años, ya sea restringiendo la ingesta de alimentos o utilizando píldoras o bebidas dietéticas.

Hay un argumento muy sólido que se repite con frecuencia, y es que deberíamos poder obtener todos los nutrientes que necesitamos de una dieta bien equilibrada. Y sí, en teoría, deberíamos. Pero el problema es que muchas veces no podemos. Los alimentos que son ricos en nutrientes deben plantarse en un suelo que sea rico en nutrientes, pero la mayor parte de nuestro suelo se ha trabajado en exceso, hasta el punto de que ya no contiene los nutrientes que necesitamos. Los pesticidas y demás productos químicos reducen el contenido de nutrientes de nuestros alimentos, y el procesado los despoja de los que todavía les quedaban. Los productos químicos en un alimento procesado añaden más presión sobre nuestro cuerpo, lo que aumenta aún más la necesidad de determinados nutrientes.

¿Qué pueden hacer los complementos?

Los complementos tienen la capacidad de:

- Hacer que el cuerpo sea menos resistente a la insulina o, en otras palabras, más sensible a la insulina, de modo que el uso eficaz de la insulina que se produce ayude al cuerpo a eliminar la glucosa de la sangre.
- Calmar las glándulas suprarrenales para que produzcan el nivel correcto de hormonas.
- Ayudar al cuerpo a quemar el exceso de grasa.

Por eso, en la actualidad, no es fácil conseguir todo lo que se necesita a partir de la dieta. Un informe de *Which?* realizado en 2005 decía, por ejemplo, que un paquete de judías verdes cortadas contenía sólo el 11 % de la vitamina C que debía contener. Y otro estudio reciente demostraba que el 74 % de las mujeres se quedaban muy cortas en los nutrientes de su dieta. El *National Diet and Nutritional Survey* publicado en 2003, que estudiaba a adultos de entre diecinueve y sesenta y cuatro años, probaba que únicamente el 15 % de las mujeres y el 13 % de los hombres conseguían realmente el objetivo de comer las cinco raciones de fruta y verduras que se recomendaban al día. El 64 % de las mujeres no llegaba al RNI (*reference nutrient intake* o ingesta recomendada de nutrientes, término que ha sustituido al antiguo RDA, *recommended daily allowances* o cantidad diaria recomendada) del magnesio, un 45 % no llegaba al RNI del cinc, un 84 % al del ácido fólico y un 15 % al de la vitamina D.

Poderosos minerales

Cromo

¿Cómo actúa?
Uno de los minerales más importantes de este plan para *perder la barriga*, el cromo, es necesario para el metabolismo del azúcar. Ayuda a la insulina a introducir la glucosa en las células; sin cromo, la insulina es menos eficaz en el control del nivel de azúcar en la sangre y aumenta la concentración de glucosa.

Pocas personas ingieren suficiente cromo en la dieta. Este mineral debería estar presente de forma natural en cereales como la avena, el arroz, el trigo, el maíz y el centeno. Pero cuando estos cereales se refinan (se convierten en pan blanco, bollería, galletas e incluso pasta), el cromo desaparece. Es otro círculo vicioso: el cromo es vital para mantener el equilibrio del azúcar en la sangre, pero no está presente en los alimentos refinados. Por lo tanto, los alimentos refinados son parte de la causa del desequilibrio del azúcar en la sangre. Para empeorar las cosas, si los alimentos refinados se toman con azúcar (como suele ocurrir), el cromo será expulsado del cuerpo a través de la orina y el sudor.

El cromo tiene un papel importante en el control del peso. Es el mineral más investigado de los que se usan en el tratamiento de la obesidad, en parte porque ayuda a controlar la ansiedad y reduce el hambre. Un estudio demostró que las personas que tomaban cromo durante un período de diez semanas perdían una media de 1,9 kilos de grasa, mientras que las que tomaban un placebo (tableta inerte) perdían sólo 0,2 kilos[1].

El cromo ayuda al cuerpo a invertir la resistencia a la insulina al permitir que las células sean más sensibles a la misma, y se ha descubierto que las personas con los niveles más bajos de cromo suelen tener más problemas con la regulación de la glucosa y la insulina[2]. También se ha descubierto que el cromo ayuda a descomponer la grasa y el colesterol en la sangre, y la deficiencia de este mineral no sólo se ha relacionado con un nivel elevado de glucosa en la sangre, sino también con el colesterol alto y el desarrollo de placa en las arterias[3]. Las personas con diabetes tipo 2 tienden a tener una menor concentración de cromo[4], por lo que se cree que la deficiencia de cromo puede tener un papel importante en el incremento del problema de la hipoglucemia, la diabetes y la obesidad[5].

Asimismo, se ha demostrado que el cromo reduce los niveles de cortisol, una de las hormonas del estrés. Se han realizado pruebas en ganado vacuno y ovejas que producían un nivel elevado de cortisol debido al estrés de ser transportadas a largas distancias[6].

La mejor forma de tomarlo

Es recomendable tomar el cromo en forma de polinicotinato, que es una forma sin levadura vinculada a la niacina (vitamina B_3). Conviene evitar el cromo en forma de picolinato, porque es una forma sintética y se ha dicho que el picolinato de cromo podría estar vinculado con el deterioro del ADN, disfunciones del hígado, verrugas en la piel y anemia[7]. El polinicotinato de cromo no causa ninguno de esos problemas y, como dice un estudio: «Se ha demostrado que el cromo ligado a la niacina es más biodisponible y eficaz, y hasta el momento no se ha declarado ninguna toxicidad»[8].

Advertencia

Conviene consultar a un médico antes de tomar complementos de cromo si se es diabético y se está siguiendo una medicación.

Magnesio

¿Cómo actúa?

Conocido como *tranquilizante natural*, el magnesio calma las glándulas suprarrenales y ayuda a equilibrar el azúcar en la sangre, lo que contribuye a la producción de insulina y refuerza su acción. A los diabéticos suele faltarles magnesio[9].

Cuanto más elevado sea el nivel de magnesio, mayor será la sensibilidad a la insulina (y eso es bueno), y existe una fuerte relación entre la falta de magnesio y la resistencia a la insulina[10]. Un estudio realizado sobre doce mil personas durante seis años demostró que las personas con menor ingesta de magnesio tenían un 94 % de posibilidades de desarrollar una diabetes tipo 2[11].

Los niveles de magnesio suelen agotarse cuando se está en tensión. Por eso, si se tiene grasa en la cintura y un nivel de cortisol elevado, es muy probable que falte magnesio. En la clínica, atiendo a muchas mujeres preocupadas por su nivel de calcio, sobre todo en la menopausia, pero de hecho, cuando se realizan pruebas, se descubre que a la mayoría les falta magnesio, y no calcio.

El magnesio es importante no sólo para la producción de insulina, sino también por su implicación en la producción de energía, la salud de los huesos, la coagulación de la sangre, la relajación muscular y la regulación del ritmo cardíaco. También se ha demostrado que reduce la hipertensión[12], que es uno de los radios de la rueda de la resistencia a la insulina.

Junto con la vitamina B_6, el cinc y la biotina, el magnesio es necesario para una conversión adecuada de los ácidos grasos esenciales que producen prostaglandinas antiinflamatorias.

La mejor forma de tomarlo
Es preferible tomar el magnesio en forma de complemento como citrato de magnesio, porque es más fácil de absorber que el óxido de magnesio y más barato.

Cinc

¿Cómo actúa?
El cinc es necesario para la producción de hormonas del estrés, la insulina y las hormonas sexuales, y es esencial para mantener un hígado sano y la función inmunológica. Concentrado en el páncreas (donde ayuda a producir insulina), el hígado, los huesos, la piel y los riñones, es vital para nuestro sentido del gusto y del olfato.

El cinc se concentra también en los músculos, y parece que cuanto más bajo es el nivel de cinc menor es también la masa muscular. La musculatura es muy importante (*véase* capítulo 6) porque ayuda a quemar la grasa; por eso, una buena ingesta de cinc resulta crucial si se quiere cambiar la forma corporal.

Si al cuerpo le falta cinc, la insulina no puede realizar su trabajo correctamente y la glucosa no puede entrar en las células. Dado que entonces los niveles de insulina permanecen altos en la sangre, se producirá aún más insulina, y con el tiempo llegará la resistencia a esta hormona.

El cinc también afecta a una hormona llamada *leptina*, producida por las células grasas, que controla el apetito y el hambre, y nos dice cuándo debemos parar de comer. En un estudio se ha comprobado que el complemento de cinc aumenta el nivel de leptina[13], lo que puede ser útil si (como muchas personas) se tiene tendencia a comer en exceso.

La investigación ha demostrado también que los complementos de cinc ayudan a controlar los niveles de cortisol. En un estudio, tan sólo 25-50 miligramos de cinc implicaron una caída significativa del cortisol en voluntarios sanos que se habían sometido a una prueba de estrés extremo que en condiciones normales habría elevado el cortisol[14].

Otro papel del cinc es que, junto con la vitamina B_6, el magnesio y la biotina, ayuda a convertir los ácidos grasos esenciales que producen las prostaglandinas antiinflamatorias, tan útiles para compensar los efectos inflamatorios de la grasa en la cintura.

Un nivel bajo de cinc se asocia con la falta de apetito sexual, que es uno de los síntomas que se enumeran en la página 25 en relación con las hormonas del estrés. Por este motivo, un complemento de cinc no sólo puede resolver el problema de la grasa en la cintura, sino también aumentar la libido.

La mejor forma de tomarlo

Conviene tomar el cinc en forma de citrato o ascorbato, en vez de óxido o sulfato de cinc, porque estas últimas formas se absorben con mayor dificultad.

Manganeso

¿Cómo actúa?

El manganeso es importante para estimular el almacenamiento de glucógeno en el hígado, que ayuda a mantener un equilibrio sano de azúcar en la sangre. También influye en el metabolismo y el funcionamiento correcto de la tiroides. Y ayuda al cuerpo a utilizar correctamente la vitamina C y las vitaminas B.

Sorprendentemente, cuando los cobayas (que, como los humanos, no fabrican su propia vitamina C) presentan una deficiencia de manganeso, desarrollan una diabetes. Los diabéticos suelen tener tan sólo la mitad del manganeso que tienen los no diabéticos.

La mejor forma de tomarlo

Es preferible tomar el manganeso en forma de citrato o ascorbato, para una mejor absorción.

Vitaminas vitales

Vitamina C

¿Cómo actúa?

Sabemos que la vitamina C está implicada en el metabolismo de la glucosa y que, según el Centro para el Control y la Prevención de Enfermedades estadounidense, las personas con diabetes tienen una concentración de vitamina C bastante más baja, hasta un 30 % menos[15]. También se cree que «una ingesta óptima de vitamina C podría ayudar a regular el azúcar en la sangre y prevenir la diabetes»[16].

Esta vitamina puede ayudar a quemar esa grasa de la cintura. La investigación ha demostrado que las personas con un buen nivel de vitamina C queman un 30 % más de grasa cuando hacen un ejercicio moderado que las que tienen un nivel inferior. Se cree que cuando hay poca se reduce la combustión de grasa como medida de seguridad[17].

La vitamina C es esencial para el funcionamiento correcto de las glándulas suprarrenales. Cuanto más cortisol se genere, más vitamina C se utiliza, y con el estrés se expulsa más a través de la orina. Y no olvidemos que el cuerpo no sabe qué es lo que fomenta el estrés.

Tanto si es psicológico (un embotellamiento de tráfico) como si es físico (subidas y bajadas de azúcar), el efecto en el cuerpo es el mismo y se pierde más vitamina C. Por eso, cuando se toma dicha vitamina para un resfriado también se ayuda a las glándulas suprarrenales a responder al estrés de la infección.

También es una vitamina soluble en agua (al contrario que la vitamina E, por ejemplo, que es soluble en grasa) y entra en las células con la ayuda de la insulina.

Si la insulina no puede hacer su trabajo de forma adecuada debido a la resistencia a la misma, se puede acabar con una deficiencia de vitamina C. Además, dado que la vitamina C y la glucosa son muy parecidas en cuanto a su estructura molecular, se cree que las dos moléculas acaban compitiendo entre sí para llegar a las células. Por eso, la resistencia a la insulina podría impedir que el cuerpo utilizase la glucosa y la vitamina C.

Ése es el motivo por el que se cree que los diabéticos suelen tener poca cantidad de esta vitamina. En un estudio se descubrió que tomar 2.000 miligramos de vitamina C al día puede provocar un descenso de los niveles de glucosa cuando se combinan con una dieta sana (*véase* capítulo 4), sin azúcar ni hidratos de carbono refinados.

Incluso una ligera deficiencia de vitamina C puede fomentar niveles elevados de cortisol[18], lo que a su vez hace que el cuerpo sea más resistente a la insulina. Varios estudios han demostrado que dar vitamina C a las personas que sufren estrés (como una intervención quirúrgica o un acontecimiento deportivo) puede devolver los niveles de cortisol a la normalidad muy rápidamente. Un estudio, en el que se administró dicha vitamina a los corredores de un maratón (1.000-1.500 miligramos al día) durante una semana, dio como resultado un nivel de cortisol un 30 % más bajo (en comparación con los corredores que recibieron placebo)[19].

La vitamina C también ayuda a reducir el colesterol y bajar la presión arterial, dos de los radios de la rueda de la resistencia a la insulina (*véase* p. 63)[20].

En el programa de complementos (*véanse* pp. 254-255) sugiero utilizar vitamina C junto con flavonoides. Los flavonoides se encuentran de forma natural en los cítricos, pero están en el tejido blanco, justo debajo de la piel. Son potentes antioxidantes y pueden controlar las inflamaciones, algo esencial si se quiere que el cuerpo elimine la grasa de la cintura, porque el peso extra se registra como una inflamación leve.

Casi todos los animales, excepto los humanos, los simios y los cobayas, fabrican su propia vitamina C. Nosotros debemos obtenerla de nuestra dieta y, tristemente, no lo estamos haciendo muy bien. Sólo un 15 % de las mujeres comen las cinco raciones de fruta y verduras que se recomiendan al día[21].

La mejor forma de tomarla

Conviene tomar el complemento de vitamina C en forma de ascorbato, que es menos ácido que el ácido ascórbico, más común. También se necesitará una dosis mayor que la cantidad diaria recomendada de 60 miligramos. Esa cantidad se estableció como nivel suficiente para prevenir el escorbuto (una deficiencia de la vitamina C), pero no es suficiente para ayudar a perder la grasa de la cintura o recuperar la salud.

Vitaminas B

¿Cómo actúan?
Solubles en agua, como la vitamina C, las vitaminas B se conocen como las *vitaminas del estrés*. Es importante tomarlas cuando se intenta nutrir y calmar la función suprarrenal.

La vitamina B_5 (ácido pantoténico) es la vitamina B más importante para la función suprarrenal. Cuando se está constantemente bajo tensión, el cuerpo necesita aún más esta vitamina porque la utiliza para fabricar las hormonas del estrés, adrenalina y cortisol. La vitamina B_5 ayuda a la conversión de la glucosa en energía. Está presente en todas las células del cuerpo, pero en concentraciones mucho más elevadas en las glándulas suprarrenales porque es crucial para producir las hormonas suprarrenales.

La vitamina B_3 también es una vitamina importante para un funcionamiento adecuado de las glándulas suprarrenales, y ayuda a liberar la energía de los hidratos de carbono. Funciona con el cromo para equilibrar el azúcar en la sangre. Cuando se toma cromo en forma de polinicotinato está vinculado a la vitamina B_3 y, por lo tanto, es útil tanto para el azúcar de la sangre como para las suprarrenales.

Las vitaminas B también tienen su efecto en el equilibrio del azúcar de la sangre porque se necesitan para el metabolismo de la glucosa. La biotina es una de las vitaminas B que se precisan para la síntesis de la glucosa. Se ha demostrado que mejora el control de la glucosa en las personas con diabetes tipo 2[22]. También es necesaria para conservar unas uñas y un cabello sanos.

La vitamina B_6 es necesaria para la producción de energía y el metabolismo de los ácidos grasos esenciales. El ácido fólico es otra vitamina B importante, y junto con las vitaminas B_6 y B_{12}, ayuda a controlar una sustancia denominada *homocisteína*. Se trata de un subproducto tóxico derivado de la descomposición de la metionina (uno de los aminoácidos esenciales) y, en circunstancias normales, debería ser desintoxicada (descompuesta y excretada) por el cuerpo. La concentración elevada de homocisteína se ha relacionado con las enfermedades del corazón, el Alzheimer y la osteoporosis, y la investigación también ha estudiado si existe algún vínculo entre un nivel elevado de homocisteína y un nivel alto de insulina. En un ensayo se suministró ácido fólico y B_{12} a personas que sufrían el síndrome metabólico (síndrome X [*véase* p. 51]). Esta combinación no sólo redujo los niveles de homocisteína, como era de esperar, sino que también tuvo efectos positivos en la resistencia a la insulina[23]. Parece que cuanto más bajo es el nivel de homocisteína, más bajo es el nivel de insulina.

La mejor forma de tomarlas
Todas las vitaminas B (B_1, B_2, B_3, B_5, B_{12} y el ácido fólico) son necesarias para liberar energía de los alimentos, por ello es recomendable tomar un complemento que contenga todas las vitaminas B. El cuerpo necesita otros nutrientes, como el magnesio, para convertir B_6 (en forma de piridoxina) en su forma activa (piridoxal-5-fosfato), por lo que conviene tomar un complemento que contenga B_6 en forma de piridoxal-5-fosfato, por si el cuerpo tiene problemas para obtenerla de la piridoxina.

Vitamina E

¿Cómo actúa?
La vitamina E es un antioxidante soluble en grasa. Tiene un papel importante en el mantenimiento de una función suprarrenal sana porque cuando se fabrican hormonas suprarrenales generan unas sustancias que se denominan *radicales libres*.

Durante una reacción bioquímica normal, el oxígeno puede ser inestable, lo que comporta la *oxidación* de otras moléculas. Esto, a su vez, genera radicales libres, que se han relacionado con el envejecimiento prematuro, el cáncer, las enfermedades coronarias y las manchas marrones de la piel de algunas personas mayores. Los radicales libres aceleran el proceso de envejecimiento, destruyendo células sanas, y también pueden atacar al ADN del núcleo de la célula, lo que causa una mutación de células y cáncer. Igualmente, pueden ser consecuencia de otros factores externos, como la contaminación, el tabaco, los alimentos fritos o a la barbacoa, y los rayos ultravioleta del sol.

La vitamina E elimina los radicales libres que se producen en el interior de las glándulas suprarrenales y en otras partes del cuerpo, mientras que la vitamina C mejora los efectos de la vitamina E.

La vitamina E también ayuda a la glucosa de varias formas. La propia glucosa aumenta el daño de los radicales libres a las células y la vitamina E puede compensarlo con su efecto antioxidante. Es esencial para las personas con resistencia a la insulina porque mejora la comunicación entre los receptores de la insulina y la glucosa, dado que hace que las membranas de las células sean más fluidas[24]. Cuando se administraron 600 UI (unidades internacionales) al día de vitamina E a pacientes diabéticos, se redujeron tanto el nivel de glucosa como la formación de radicales libres en tan sólo dos semanas[25]. La vitamina E ayuda a controlar una de las prostaglandinas inflamatorias implicadas en la activación de las plaquetas encargadas de que la sangre coagule. Es uno de los motivos por los que la vitamina E ha resultado útil para reducir el riesgo de enfermedades del corazón y derrames cerebrales, porque ayuda a prevenir que la sangre coagule de forma anormal.

Un estudio de la Universidad de Cambridge demostró que con 400-800 UI de vitamina E al día se podía reducir el riesgo de ataques al corazón en un 75 %. Era un ensayo de dieciocho meses con dos mil pacientes que sufrían arteriosclerosis coronaria (depósitos de grasa en las arterias), de los que la mitad recibieron placebo[26]. Se cree que la vitamina E impide que el LDL *malo* se oxide (se pierda) en la sangre[27].

La mejor forma de tomarla

En general, se denomina vitamina E a los tocoferoles, y hay cuatro tipos importantes: alfa, beta, gamma y delta. El alfa-tocoferol es la forma más común, y se pueden encontrar complementos con este único ingrediente. Sin embargo, para una función suprarrenal sana, es mejor tomar una combinación.

Naturalmente, valoro por igual las vitaminas naturales y las sintéticas, porque su estructura molecular es idéntica. Pero la vitamina E en forma de alfa-tocoferol es poco habitual porque sus formas natural y sintética son estructuralmente distintas. La forma natural es biológicamente más activa, el cuerpo la utiliza con más facilidad y se conserva más tiempo en el tejido corporal, lo que le permite llevar a cabo su papel protector. Por eso, cuando se compra vitamina E hay que leer bien la etiqueta. Conviene elegir una en la que el alfa-tocoferol esté en su forma natural (d-alfa-tocoferol) y evitar la sintética (dl-alfa-tocoferol).

Otros nutrientes beneficiosos

Existen algunos otros nutrientes muy beneficiosos para nuestro plan para *perder la barriga*, que se pueden tomar en forma de complemento.

Ácidos grasos esenciales

¿Cómo actúan?

Es presumible que la mayoría de las mujeres, sobre todo las que siguen dietas sin grasa o con poca grasa, no consumen suficientes ácidos grasos esenciales (AGE). Como su nombre implica, son esenciales, y el cuerpo no puede funcionar de forma sana sin ellos.

Se ha demostrado que los ácidos grasos esenciales omega 3, AEP y ADH, aumentan la receptividad de la membrana de las células a la insulina. En una prueba se sustituyó un 7 % de la grasa de la dieta por AGE omega 3 durante cuatro semanas. Se invirtieron los niveles altos de insulina secretados como reacción a la glucosa[28], y esto significó que el 93 % del contenido de grasa de la dieta seguía siendo el mismo. Simplemente demuestra que hacer pequeños cambios puede marcar una gran diferencia.

En otro estudio se suministró a ratas obesas una combinación de aceite de pescado (omega 3) y cromo. La combinación de los dos nutrientes invirtió los efectos de la resistencia a la insulina y también la resistencia a la leptina (cuando las células no pueden usar leptina, la hormona que controla el apetito y el hambre)[29].

La mejor forma de tomarlos

No es recomendable tomar ni aceite de hígado de bacalao ni aceite de hígado de hipogloso. El hígado es donde se acumulan los desechos del cuerpo, y el pescado puede acumular toxinas y mercurio que después pasan a nuestro hígado. Así pues, es probable que el aceite que se extrae del hígado de pescado contenga cantidades más elevadas de esas toxinas que el que se extrae de cualquier otra parte del cuerpo.

Si se es vegetariano, o simplemente se prefiere no tomar aceite de pescado, se pueden tomar cápsulas de aceite de linaza. El aceite de linaza contiene omega 3, además de algunos AGE omega 6. El cuerpo tiene que convertir la semilla de linaza en AEP y ADH, y esta conversión puede verse bloqueada por las hormonas del estrés, la adrenalina y el cortisol. También puede quedar bloqueada por la insulina, las transgrasas y demasiada grasa saturada. Para que tenga lugar la conversión, también es imprescindible un buen nivel de cinc, magnesio, vitamina B_6 y biotina (*véase* el programa de complementos en pp. 254-255). Al reducir todos los factores de bloqueo y aumentar la vitamina y los minerales, se ayuda al cuerpo a convertir el aceite de linaza en los nutrientes que necesita.

Coenzima Q10

¿Cómo actúa?

Es una sustancia parecida a las vitaminas que está en casi todas las células del cuerpo. Es importante para la producción de energía y el metabolismo normal de los hidratos de carbono. El envejecimiento puede comportar una deficiencia de coenzima Q10, que hace que se agoten los niveles de energía.

La coenzima Q10 ayuda a eliminar la grasa de la cintura porque libera energía quemándola. En un estudio, las personas con una dieta baja en grasa que tomaron coenzima Q10 doblaron su pérdida de peso en comparación con las que no la habían ingerido[30].

La coenzima Q10 también tiene un papel en el control del nivel de azúcar en la sangre[31] y ayuda a bajar la glucosa y la insulina, invirtiendo así la resistencia a esta hormona. En un ensayo al azar a doble ciego se suministró coenzima Q10 a pacientes hipertensos que tomaban medicación para la hipertensión. Después de tomar la coenzima Q10, les bajó el nivel tanto de glucosa como de insulina. Pero también bajó la presión sanguínea y el nivel de triglicéridos (grasa de la sangre). Su HDL (colesterol *bueno*) aumentó, así como los niveles de antioxidantes, de vitaminas A, C, E y de betacaroteno[32].

La coenzima Q10 también funciona como antioxidante y tiene otros beneficios, ya que se ha utilizado para los problemas cardíacos y la enfermedad de las encías. En un estudio, el 84 % de los pacientes con fallos cardíacos mostraron una mejora significativa cuando se incluyeron 100 miligramos por día de coenzima Q10 en su tratamiento[33].

Ácido alfalipoico

¿Cómo actúa?

El ácido alfalipoico es un poderoso antioxidante elaborado por el cuerpo y actúa como cofactor en las reacciones vitales que producen energía. Su papel es liberar la energía quemando glucosa. Ayuda a que los tejidos sean más sensibles a la insulina, de modo que la insulina pueda hacer su trabajo de trasladar la glucosa a las células y no almacenarla como grasa[34]. El ácido alfalipoico también ayuda a mantener sana la función del hígado y, dado que es un poderoso antioxidante, tiene su papel en la ralentización del proceso de envejecimiento.

La investigación también ha demostrado que el ácido alfalipoico ayuda a prevenir la hipertensión y la resistencia a la insulina[35].

Advertencia

Conviene consultar al médico antes de tomar complementos de ácido alfalipoico si se es diabético y se está siguiendo un tratamiento. Dado que puede reducir los niveles de glucosa en la sangre, habrá que realizar un seguimiento y, posiblemente, alterar la medicación que se esté tomando.

Aminoácidos

¿Cómo actúan?

Los aminoácidos son la base de la proteína que comemos en la dieta. Hay veinticinco en total: ocho se denominan *esenciales* porque deben obtenerse de los alimentos, al contrario que los diecisiete restantes, que el cuerpo crea de forma natural, mediante la conversión de los esenciales.

Aminoácidos de cadena partida (BCAA): ¿cómo actúan?

Es un grupo de aminoácidos esenciales formado por la leucina, la isoleucina y la valina. Ayudan al crecimiento y la reparación de la musculatura, y también compensan el nivel de cortisol elevado que se libera cuando se está en tensión. Los BCAA pueden ayudar a equilibrar el azúcar de la sangre, y una deficiencia de isoleucina provoca síntomas idénticos a los de la fluctuación del azúcar en la sangre, es decir, irritabilidad, cambios de humor y ansia de azúcar.

Aminoácidos que destruyen la grasa

Algunos aminoácidos son esenciales para este programa porque pueden ayudar a que las células sean más sensibles a la insulina, y otros son importantes porque protegen el cuerpo contra los efectos de las hormonas del estrés.

Aminoácidos esenciales	Aminoácidos no esenciales
Fenilalanina	Ácido aspártico
Isoleucina*	Ácido glutámico
Leucina*	Alanina
Lisina	Arginina*
Metionina	Carnitina*
Treonina	Cisteína*
Triptófano	Cistina
Valina*	GABA (ácido gamma-aminobutírico)
	Glicina
	Glutamina*
	Hidroxiprolina
	Histidina
	Homocisteína
	Prolina
	Serina
	Taurina
	Tirosina*

* Aminoácidos que destruyen la grasa.

Arginina: ¿cómo actúa?

Cuando experimenta un estrés crónico, el cuerpo no puede crear suficientes aminoácidos para satisfacer sus necesidades. La arginina promueve la liberación de las hormonas del azúcar en la sangre, incluido el glucagón (la hormona que quema la grasa), y por eso es importante que su nivel sea alto. También es útil para la curación de las heridas, el sistema inmunológico y la función cardíaca, porque fomenta una buena circulación, así como la función del hígado.

Otro aspecto importante de este aminoácido es su papel en el metabolismo muscular.

Advertencia

No debe usarse arginina si se es propenso a los herpes, porque puede estimular el virus.

Carnitina: ¿cómo actúa?

La carnitina participa en la producción de energía y descompone la grasa para liberar energía. También ayuda a eliminar la grasa de la cintura, y es esencial para un funcionamiento sano del corazón.

Se han encontrado deficiencias de carnitina en personas con varios trastornos cardíacos, como angina de pecho y arritmia. Se ha demostrado también que este aminoácido reduce los triglicéridos (grasas de la sangre), aumenta el colesterol HDL *(bueno)* y reduce el colesterol LDL *(malo)*.

N-acetil cisteína: ¿cómo actúa?

La n-acetil cisteína (NAC) es una forma del aminoácido cisteína y es importante en el metabolismo de los ácidos grasos omega 3 que se encuentran en el pescado azul y la semilla de linaza. También es un poderoso antioxidante.

Se ha comprobado que añadirlo a la dieta como complemento ayuda a reducir el nivel de insulina y hace que el cuerpo sea más sensible a la misma[36]. La NAC tiene la ventaja añadida de ser útil para eliminar del cuerpo los metales tóxicos pesados como el mercurio, el plomo y el cadmio; se engancha a ellos y los expulsa.

Advertencia

Conviene consultar al médico antes de tomar complementos con n-acetil cisteína si se es diabético y se está tomando medicación.

Glutamina: ¿cómo actúa?

Igual que la arginina, la glutamina se convierte en esencial cuando el cuerpo experimenta un estrés crónico. Normalmente, el cuerpo la produce en cantidades suficientes, pero el estrés crea tanta necesidad que no siempre se puede satisfacer. El cerebro convierte la glutamina en el ácido glutámico que necesita para funcionar correctamente. También puede ser útil para resolver los antojos de azúcar porque puede convertirse en azúcar para crear energía, lo que elimina la necesidad de comer cosas dulces. También se demostró hace ya muchos años que reduce las ansias de alcohol[37].

Y para resaltar aún más sus ventajas en el proceso de eliminar la grasa de la cintura, hay que señalar que la glutamina es el aminoácido más abundante en la musculatura del cuerpo. Ayuda a fortalecer y mantener los músculos, que son esenciales cuando se quiere que el cuerpo queme grasa. Cuando se está bajo tensión, los músculos liberan glutamina a la sangre, y consecuentemente, puede desaparecer hasta un tercio de la glutamina de los músculos.

Si se tiene suficiente glutamina cuando se está en tensión, no se pierde tanta masa muscular y sí más peso (es decir, más grasa).

Tirosina: ¿cómo actúa?

La tirosina es un aminoácido sintetizado por el cuerpo a partir de la fenilalanina. Participa en la supresión del apetito y ayuda a quemar grasa. Tiene un papel importante en el funcionamiento de las glándulas suprarrenales y tiroides. La tirosina ha sido estudiada por el estamento militar de Estados

Unidos por sus efectos en el cuerpo cuando se está en tensión. Cuando se administraba tirosina a los soldados encargados de la formación en combate, se observaba en ellos un rendimiento mucho más elevado en cuanto a concentración y memoria que en los soldados que estaban bajo la misma tensión y no recibían tirosina[38].

Otros complementos útiles

Extracto de té verde

¿Cómo actúa?
El té verde *(Camellia sinensis)* contiene muchos compuestos, como los polifenoles mencionados en el capítulo anterior. Se ha demostrado que una de las categorías de polifenoles, la catequina, ayuda a quemar grasa y además inhibe el crecimiento de las células cancerígenas al inducir la muerte de las células (apoptosis)[39].

El té verde también contiene un aminoácido llamado L-teanina que tiene un efecto relajante en el cerebro y en el cuerpo. La teanina provoca un incremento de las ondas alfa del cerebro asociadas con el estado de relajación y alerta sin estar nervioso. Mientras las ondas beta pueden aumentar el cortisol, las alfa lo reducen.

Las técnicas de relajación y la meditación pueden ayudar al cuerpo a producir más ondas alfa (*véase* capítulo 7) y la teanina del té verde también es útil.

La mejor forma de tomarlo
Para la fase inicial de tres meses del programa de pérdida de grasa, es preferible un complemento (*véase* p. 255) que incluya un extracto de té verde, en vez del té verde en sí, porque es importante evitar la cafeína que contiene.

Bacterias amigas beneficiosas

¿Cómo actúan?
Cuando se comen hidratos de carbono refinados, no sólo entran rápidamente en la sangre, provocando, como sabemos, un aumento del azúcar en la sangre, junto con más liberación de insulina y, posteriormente, la liberación de las hormonas del estrés, sino que también cambian el entorno de los intestinos, lo que permite que las bacterias sobrevivan y se reproduzcan en vez de eliminarse.

Las bacterias hostiles en los intestinos provocan inflamación y el sistema inmunológico responde produciendo unas moléculas denominadas *citoquinas*. Demasiadas de esas citoquinas causan problemas porque pueden entrar en el flujo sanguíneo e impedir que la insulina se una a los receptores, lo que contribuye a la resistencia a esa hormona.

Tendemos a pensar en los intestinos sólo en términos de sistema digestivo, pero casi un 70 % de nuestro sistema inmunológico está localizado en el intestino. Por eso, cuando una persona es alérgica a algún alimento, el sistema inmunológico libra una batalla con los alimentos que considera extraños y en ella produce citoquinas para combatirlos. Los hongos también provocan una respuesta inmunológica, al igual que los parásitos (*véase* en capítulo 9 y en p. 218 información sobre cómo hacer una prueba).

Todos los alimentos deben ser descompuestos por el sistema digestivo, entrar en la sangre y ser tratados por el cuerpo. Si ese proceso no es correcto, el cuerpo *considera* que un alimento determinado es un antígeno, una toxina, y pone en marcha una reacción del sistema inmune para combatirlo. Al mismo tiempo, dicho alimento no digerido se queda en un rincón, fermenta y se pudre. Se pueden crear grandes espacios entre las células de la pared intestinal y las moléculas del alimento pueden pasar a la sangre. Se denomina síndrome del intestino *agujereado* o permeabilidad intestinal.

El estrés tiene un efecto directo en el intestino y puede hacer que el cuerpo deje de tolerar algunos alimentos que durante años se han ingerido sin problemas. Y dado que el estrés afecta también al sistema inmunológico, permite que los hongos y las bacterias hostiles prosperen.

Por eso, hay que hacer dos cosas: añadir buenas cantidades de bacterias beneficiosas y eliminar los alimentos que puedan hacer reaccionar al cuerpo. Los productos refinados, como el pan blanco, los pasteles y las galletas, deben ser los primeros en desaparecer. Además, si se cree que se reacciona ante algo como el trigo o la leche, vale la pena realizar la prueba para comprobarlo (*véanse* capítulo 9 y p. 218).

La mejor forma de tomarlas

A pesar de la gran cantidad de dinero que se invierte en la publicidad de bebidas con *bacterias beneficiosas*, creo que es mejor tomarlas en forma de complemento, porque los niveles están mucho más concentrados y ayudan a recolonizar el intestino más rápidamente. Las bebidas suelen ir cargadas de azúcar, lo que agrava el problema que queremos resolver: primero, porque aumenta el azúcar en la sangre, y segundo, porque introduce hongos y bacterias negativos en el intestino.

Plantas saludables

¿Realmente sirven para algo las plantas medicinales?

En 2003, un análisis de ciento ocho ensayos clínicos con treinta y seis plantas medicinales y nueve complementos de vitaminas y minerales en más de cuatro mil pacientes con diabetes o dificultad para controlar la glucosa demostró una mejora en el control del azúcar en la sangre en más del 75 % de los casos[40]. Así pues, ¿qué plantas medicinales son útiles para eliminar la grasa en la cintura?

Ginseng siberiano *(Eleuthococcus senticosus)*

¿Cómo actúa?
Hay varias plantas que se conocen tradicionalmente por su utilidad en la función suprarrenal y su poder tranquilizador. Por eso, si se sigue una dieta con minuciosidad y se controla el nivel de azúcar en la sangre, esas plantas pueden aplacar las glándulas suprarrenales. La planta ideal para las glándulas suprarrenales es el ginseng siberiano. Está clasificado como adaptógeno, que significa que trabaja según las necesidades del cuerpo, proporcionando energía cuando es necesario, y ayudando a combatir el estrés y la fatiga cuando se está bajo presión. Ayuda a conseguir un funcionamiento normal de las glándulas suprarrenales y las tonifica[41].

El ginseng siberiano es distinto del ginseng Panax (denominado también *ginseng asiático*, *chino* o *coreano*). El ginseng Panax es mucho más potente que el siberiano y a menudo más adecuado para los hombres porque tiene un efecto mucho más fuerte, que potencia la energía. En algunas mujeres es suficientemente fuerte como para causar palpitaciones y debería utilizarse sólo en períodos breves (unas pocas semanas). El ginseng siberiano, en cambio, es mucho más nutritivo para las glándulas suprarrenales y se puede utilizar de tres a seis meses si se ha estado bajo tensión constante.

Rodiola *(Rhodiola rosea)*

¿Cómo actúa?
Igual que el ginseng siberiano, la rodiola está clasificada como adaptógeno, por lo que tiene un efecto equilibrador en el cuerpo y, a la vez, ayuda a combatir el estrés causado por la presión de la vida moderna. Se ha demostrado que potencia la energía, mejora la memoria y puede actuar también como antidepresivo.

En un estudio, se comparó la rodiola con el placebo en estudiantes durante el estrés de los exámenes[42]. Los estudiantes que tomaron rodiola se enfrentaron, en general, mucho mejor a la tensión de los exámenes y experimentaron menos fatiga mental.

La rodiola también se suministró a médicos de hospital que realizaban el turno de noche para ver el efecto que tenía en su capacidad para llevar a cabo determinadas tareas y su nivel de fatiga. Los facultativos tomaron rodiola durante dos semanas, y se descubrió que su rendimiento mental mejoraba en áreas como la memoria a corto plazo, el cálculo, la capacidad para concentrarse incluso bajo la tensión de la privación del sueño, y sus niveles de energía también eran mejores que cuando no habían tomado nada[43].

La mejor forma de tomarla

Hay diferentes especies de rodiola y es importante asegurarse de que se utiliza la *Rhodiola rosea* porque es el tipo que tiene más propiedades para combatir el estrés.

Valeriana *(Valeriana officinalis)*

¿Cómo actúa?

Dormir es importante para perder la grasa de la cintura, porque existe una relación entre no dormir suficiente y el incremento del nivel de cortisol (*véase* capítulo 7). Si el estrés está afectando al sueño, la valeriana puede ser muy útil. Se ha clasificado como sedante en la medicina natural y no sólo es útil contra el insomnio, sino que también fomenta la relajación y reduce la ansiedad y la tensión. Lo mejor es tomarla antes de acostarse.

Advertencia

No conviene utilizar valeriana si se están tomando píldoras para dormir.

Plantas que hay que evitar

Hay algunas plantas que deben evitarse cuando se quiere perder el peso de la cintura.

Regaliz *(Glycyrrhiza glabra)*

Aunque se conoce como planta antiestresante, y se recomendaría en la mayoría de los casos, uno de los compuestos del regaliz (la glicirricina) se metaboliza en el cuerpo en moléculas cuya estructura es similar a la de las hormonas suprarrenales. Tiene la capacidad de impedir la descomposición del cortisol, por lo que mantiene un nivel elevado. La gente con agotamiento suprarrenal y cortisol bajo puede sentir que el regaliz aumenta su energía, pero cuando se intenta eliminar la forma de manzana, se necesita un nivel de cortisol bajo, por lo que es mejor evitar el regaliz.

Al regaliz desglicirricinado (DGL) se le ha eliminado la glicirricina. Se utiliza principalmente para resolver problemas digestivos, porque calma el esófago (el tubo por donde baja la comida) y el estómago.

Plantas estimulantes

Se ha comprobado que algunas de las plantas que componen productos para *perder peso* tienen un efecto estimulante en el cuerpo, y en realidad, aceleran y estimulan el sistema nervioso central, lo que puede aumentar el ritmo cardíaco, la presión sanguínea y el nerviosismo. Esos estimulantes tipo anfetamina son:

- ma haung *(Ephedra sinensis);*
- guaraná *(Paullinia cupana);*
- yohimbine *(Pausinystalia yohimbe).*

Funcionan exactamente igual que la cafeína, como estimulantes, de modo que se siente más energía. También aumentan la adrenalina y el cortisol, motivo por el que hay que evitarlas.

No hay un truco rápido para perder peso, sobre todo el peso de la cintura, porque le hemos dicho reiteradamente al cuerpo que debe retenerlo para proteger nuestra vida del peligro. Los productos para perder peso –ya sean plantas, o de otro tipo– nunca funcionarán a largo plazo.

La lista de vitaminas, minerales y demás nutrientes necesarios puede parecer larga, pero muchos de ellos se pueden encontrar en un solo producto multivitamínico y mineral, y los demás pueden tomarse como extras. *Véase* el plan de acción del capítulo 10 para disponer de un plan completo de complementos fáciles de utilizar

Capítulo 6

Realizar el ejercicio adecuado

(Por qué para eliminar la forma de manzana es necesario fortalecer la musculatura y sudar mucho)

Todo el mundo sabe que el ejercicio es bueno. Mantiene sano el corazón, ayuda a que los intestinos funcionen correctamente, mejora la función del sistema inmunológico y libera endorfinas (conocidas también como *hormonas de la felicidad*) en el cerebro. Pero muchas personas no hacen el ejercicio suficiente. La British Heart Foundation estima que una tercera parte de los adultos no hacen ni siquiera treinta minutos de ejercicio a la semana, y mucho menos los treinta minutos diarios que se recomiendan.

¿Por qué? Bien, hace tan sólo una generación, el ejercicio formaba parte de la vida cotidiana. No había que hacer el esfuerzo consciente de ir al gimnasio. Las personas caminaban kilómetros cada día para ir al trabajo o a la escuela. Las tareas domésticas que ahora organizamos con sólo pulsar un interruptor requerían un esfuerzo mucho más considerable. La compra se hacía casi cada día y en tiendas distintas, sin la comodidad de los supermercados, donde se puede comprar para toda la semana de una sola vez, por no hablar de la compra por internet (que implica solamente un ejercicio de dedos).

La vida, en general, era físicamente mucho más exigente, y nuestros padres y abuelos, en realidad, no tenían otra elección que ser activos. Al mismo tiempo, la vida exigía mucho menos esfuerzo mental y emocional. El ritmo era más lento porque se tardaba más en hacer las cosas. No se podía meter un plato en el microondas y tenerlo en la mesa al cabo de diez minutos, la televisión era un lujo para muchas personas y las tiendas cerraban por la noche y los domingos.

Sin duda, la vida del siglo XXI es mucho más cómoda, pero también es mucho menos sana. Todo lo hacemos a un ritmo acelerado, frenético y estresante, y sin embargo, la mayoría no practicamos más ejercicio que el de subir las escaleras de casa (cuando el ascensor no funciona). La naturaleza sedentaria de la vida moderna significa que la respuesta de nuestro cuerpo ante el estrés es mucho más aguda que antes.

Como ya he explicado en capítulos anteriores, cuando las hormonas del estrés, el cortisol y la adrenalina se liberan en la sangre, el cuerpo espera que se empiece a correr o a luchar para salvar la vida. Pero la tensión de estar bloqueado en un tren cuando se está llegando tarde a una cita no se puede mitigar con ningún tipo de ejercicio físico. No se puede hacer otra cosa que permanecer sentado y quieto, y no hay liberación física de las hormonas. Sin opción a la actividad, instan al cuerpo a comer o a beber.

El ejercicio o la actividad física no habían sido nunca tan importantes. Si se tiene grasa en la cintura causada, en parte, por las hormonas del estrés, el ejercicio tiene que ser una prioridad. No debe ser duro, pero es vital, y será muy útil seguir las recomendaciones específicas de este capítulo:

- quemar la grasa alrededor de la cintura;
- reducir los efectos negativos tanto del cortisol como de la insulina;
- aumentar la masa muscular (que a su vez quema calorías);
- quemar calorías y usar la grasa corporal (esté donde esté) como combustible;
- impedir e incluso invertir la resistencia a la insulina;
- reducir el azúcar en la sangre y la insulina;
- mejorar la sensibilidad a la insulina en los músculos esqueléticos y la grasa;
- mejorar la forma del cuerpo.

Pero no hay que obsesionarse demasiado con el peso. Conviene recordar que se quiere perder grasa y no sólo peso. Y cuando se trata de la grasa que hay alrededor de la cintura no se pueden esperar resultados drásticos porque no se puede perder más de 400 a 800 gramos de grasa a la semana. Los cambios serán sutiles al principio, pero al cabo de un par de semanas siguiendo mi plan se empezarán a notar variaciones en la forma del cuerpo.

El primer cambio que han notado las mujeres que han seguido mis recomendaciones es que empiezan a sentirse mucho más planas por debajo del busto. Después, la ropa empieza a quedar más suelta alrededor de la cintura. Son indicios de que el plan funciona. Es mejor ignorar la balanza porque puede ocurrir, y a menudo ocurre, que todo esto pasa sin perder peso. Y es así porque, si se hace el ejercicio correctamente, se refuerza la musculatura, y la musculatura pesa más que la grasa. Sin embargo, 400 gramos de grasa ocupan cinco veces más espacio que 400 gramos de músculo, de modo que, mientras se reduce grasa y se aumenta la masa muscular, en apariencia se adelgaza. Se puede incluso perder una talla de vestir manteniendo el mismo peso.

Al valorar el progreso, conviene tener en cuenta que tomar medidas y realizar un seguimiento del porcentaje de grasa corporal es un dato mucho más exacto que el IMC (*véase* p. 46).

La importancia de la musculatura

Si se reducen las calorías o se sigue una dieta muy restrictiva, el cuerpo entrará en modo de supervivencia. Este proceso se convierte en estrés por sí mismo, y el cuerpo hace todo lo que puede para conservar la grasa corporal como protección. Se puede perder peso rápidamente no comiendo nada más que lechuga y piña, pero entre un 25 y un 30 % del peso que se perderá será a expensas de masa muscular y agua, no de grasa.

La musculatura tiene un papel realmente importante en el control del peso y no podemos permitir que se reduzca. En realidad, no sólo no queremos perderla, sino que necesitamos que aumente un poco. Y la buena noticia es que el músculo es metabólicamente activo. Esto significa que necesita combustible en forma de calorías sólo para mantenerse, aunque se esté sentado sin hacer nada. Por eso, cuanta más musculatura se tenga, más calorías se consumen, y si no se come en exceso, más grasa se quemará:

- 450 gramos de musculatura queman 75 calorías al día;
- 450 gramos de grasa queman 8 calorías al día.

Ése es uno de los motivos por los que, aunque nos saque de quicio, a los hombres les cuesta menos perder peso que a las mujeres. Todo tiene que ver con su constitución. Ellos suelen tener más musculatura que las mujeres y, por lo tanto, queman las calorías más rápidamente, aunque no hagan nada. Además, el hecho de tener una mayor concentración de hormonas sexuales masculinas, como la testosterona, significa que pueden crear musculatura más rápidamente mediante el ejercicio.

Cuando el cuerpo está bajo tensión y aumenta el nivel de cortisol, utiliza la musculatura como combustible para conseguir energía. El cortisol descompone el músculo y lo convierte en aminoácidos, los bloques que forman la proteína que comemos. El hígado, entonces, convierte estos aminoácidos en combustible. Cuanto mayor sea el nivel de cortisol (y cuanto más tiempo permanezca elevado, en estrés continuo) más musculatura se descompondrá para convertir glucosa en combustible. Y, como hemos visto, cuanto mayor es el nivel de glucosa, más insulina se produce para combatirla. Con el tiempo, ese proceso aumenta el riesgo de resistencia a la insulina, con todos los problemas de salud que ello comporta (*véase* p. 53).

En resumen, el hecho de que se descomponga la musculatura significa que queda menos músculo para quemar grasa. Por eso, el metabolismo se hace más lento y, aunque se quiera perder peso, se acumula cada vez más grasa.

Por qué no basta con el ejercicio

Sería perfecto pensar que todos los problemas de la grasa alrededor de la cintura se pueden resolver con un poco más de ejercicio en vez de tener que hacer cambios en el estilo de vida, controlar el estrés y alterar la forma de comer. El ejercicio marca una gran diferencia en la salud en general, y hará que todo el proceso sea más rápido y eficiente; pero no basta sólo con eso.

Se gana peso con la edad

Es triste pero cierto que todos tendemos a ganar peso a medida que nos hacemos mayores. Una de las razones principales es que perdemos masa muscular. Después de los cuarenta, las mujeres empiezan a perder unos 225 gramos de músculo al año. Las mujeres inactivas de más de cuarenta años pierden la masa muscular dos veces más rápidamente que los hombres inactivos. Por eso, en los diez años que transcurren entre los cuarenta y los cincuenta, la mayoría pierde 2,25 kilos de musculatura. Con la disminución de la masa muscular, el metabolismo es cada vez más lento y, digámoslo claro, también tendemos a ser menos activos a medida que sumamos edad. Esta inactividad no hace más que empeorar el problema y, con menos musculatura y menos actividad, es muy probable que el peso se acumule en forma de grasa.

El ejercicio puede ser suficiente para algunos hombres. Pero las mujeres tienen otra constitución, con menos musculatura y más grasa. Por eso, les cuesta más transformar esa grasa. Para un estudio se siguió el progreso de setenta y cuatro hombres y mujeres con sobrepeso, de una edad comprendida entre los diecisiete y los treinta y cinco años, durante un período de dieciséis meses. Se pidió a la mitad del grupo que siguiera un régimen de ejercicios, y a la otra mitad, que siguiera con su nivel de actividad normal. No se pidió a nadie que cambiara la dieta. Al finalizar el estudio, los hombres que habían hecho ejercicio habían perdido una media de 5 kilos. Algunas de las mujeres habían perdido peso, pero otras lo habían ganado y, como media, las mujeres acabaron pesando lo mismo. Pero las mujeres del grupo que no había hecho ejercicio acabaron ganando una media de 3,25 kilos de peso durante ese tiempo[1]. Los resultados de este estudio demuestran por qué hay que poner en práctica no sólo las recomendaciones de hacer ejercicio, sino también los cambios en el estilo de vida, la dieta y los complementos que se aconsejan en este libro.

¿Qué tipo de ejercicio es mejor?

¿Aeróbico o anaeróbico?

Para perder la grasa de la cintura, se requiere una combinación de dos tipos de ejercicio, cardiovascular (cansarse al máximo) y resistencia (con pesas o bandas para fortalecer la musculatura)[2]. El objetivo es utilizar el ejercicio para ayudar a quemar la grasa y fortalecer la musculatura que ayuda a quemar aún más grasa y con más rapidez.

El ejercicio aeróbico (conocido también como *ejercicio cardiovascular*) significa «con oxígeno». El ejercicio anaeróbico (conocido también como *entrenamiento con pesas* o *de resistencia*) significa «sin oxígeno». Es cualquier ejercicio que ponga los músculos en tensión, como usar máquinas con pesas en el gimnasio, levantar pesos en casa o ejercicios como flexiones o abdominales.

Se ha debatido mucho sobre si es mejor el ejercicio aeróbico o el anaeróbico para ayudar a perder grasa corporal. Se ha dicho que se pueden quemar más calorías en treinta minutos de ejercicio aeróbico que en treinta minutos de entrenamiento con pesas. Es cierto, pero la escena debe observarse desde una perspectiva más completa.

Parece recomendable un programa de ejercicios que no sólo queme calorías mientras se está realizando el ejercicio, sino que también cambie el mensaje que se envía al cuerpo para que deje de almacenar grasa y empiece a quemarla en forma de energía. El método más rápido y eficaz de conseguirlo es combinar el ejercicio aeróbico con el anaeróbico.

El entrenamiento con pesas ayuda a perder más grasa corporal en un período de veinticuatro horas que la actividad aeróbica sola. Es así porque el ejercicio aeróbico sólo ayuda a quemar grasa durante unas ocho horas después de hacer el ejercicio, mientras que el ejercicio anaeróbico crea masa muscular que sigue quemando grasa incluso mientras se duerme.

Mediante el entrenamiento con pesas se crea masa muscular que acelera el metabolismo y aumenta el índice metabólico basal (IMB). Es la cantidad de calorías que se queman cada día por el simple hecho de estar vivo. Por eso, cuanto más se aumente el IMB, más posibilidades se tendrán de perder grasa aunque no se esté haciendo nada. La musculatura necesita energía, por lo que cuanto más músculo se tenga, más combustible se quemará. La grasa no precisa ningún tipo de energía para mantenerse.

Aunque tampoco hace falta convertirse en un Arnold Schwarzenegger ni llegar a levantar pesos enormes. El objetivo es que mientras se utilizan las pesas o se hacen ejercicios de resistencia, el cuerpo use la grasa que tiene almacenada para fortalecer la musculatura y mejorar el metabolismo. La tensión

¿Es el ejercicio aeróbico la verdadera respuesta?

El ejercicio aeróbico es esencial para que las células sean más receptivas a la insulina. Y no hay que dejarlo todo para entrenarse para el maratón. Incluso un ejercicio modesto puede marcar una gran diferencia[3]. El ejercicio aeróbico reduce también de forma significativa los niveles de homocisteína, por lo que, cuando el ejercicio forma parte de la vida cotidiana, se reduce automáticamente el riesgo de enfermedades del corazón, derrame cerebral, osteoporosis y Alzheimer[4].

Sin embargo, aunque sea frustrante, aunque la investigación realizada a través de muchos estudios sobre la pérdida de peso ha demostrado que el supuesto santo grial de combinar la dieta con el ejercicio aeróbico realmente comporta una pérdida de peso, sólo saca una ligera ventaja a las mujeres que hacen dieta sin realizar ningún ejercicio[5].

Puede ser realmente desmoralizador y deprimente hacer ejercicio religiosamente dos o tres veces a la semana (como hace mucha gente) y no ver ninguna mejora. Y ése es el motivo por el que muchas personas abandonan.

La única forma de obtener resultados es hacer el tipo de ejercicio correcto, con la combinación adecuada.

Con treinta minutos de caminar sobre una cinta tres veces a la semana (una recomendación típica) se utilizan solamente 187 calorías; 400 gramos de grasa corporal contienen el equivalente a 3.555 calorías. Por ese motivo, si no se hacen cambios en la dieta[6] habrá que hacer diecinueve sesiones para perder tan sólo 460 gramos de grasa.

Aunque se combine el ejercicio aeróbico con las recomendaciones dietéticas del capítulo 4, no se estará siguiendo la vía correcta; se puede acabar perdiendo masa muscular porque el cuerpo tendrá la tentación de recurrir al músculo para conseguir el combustible necesario para el ejercicio aeróbico, en vez de utilizar las reservas de grasa. Si el ejercicio aeróbico se hace durante poco tiempo, menos de veinte minutos, el cuerpo no utiliza grasa como combustible, sino hidratos de carbono, y los obtiene de la musculatura.

Pero no hay que deprimirse. La buena noticia es que cuando se ha cambiado la forma del cuerpo y ha desaparecido la grasa de la cintura, el ejercicio aeróbico de toda la vida es perfecto para mantener la nueva figura[7].

que causan los ejercicios provoca un ligero daño en los músculos que se repara por sí solo después del esfuerzo, y así crecen. El crecimiento exige una cantidad de energía considerable, por lo que cuando la reparación tiene lugar, durante el sueño, en realidad, se está perdiendo grasa corporal para suministrar la energía necesaria para la reparación.

Veamos las pruebas comparando la eficacia del ejercicio aeróbico con la del entrenamiento con pesas para quemar la grasa. En un estudio, que se llevó a cabo con treinta minutos de ejercicio al día durante un período de ocho semanas, un 50 %

del grupo realizaba la mitad de ejercicio aeróbico y la mitad de entrenamiento con pesas, y el resto sólo hacía ejercicio aeróbico. Los participantes que siguieron el programa combinado perdieron 3,25 kilos más de grasa que los del grupo que sólo hizo ejercicio aeróbico[8].

¿Y qué ocurre con el entrenamiento con pesas combinado con los cambios en la dieta? En un estudio realizado por la Universidad de Tufts, en Estados Unidos, se asignó a todas las mujeres una dieta similar a la que yo recomiendo (para fomentar una pérdida de peso lenta pero estable), y la mitad de las mujeres siguió además un programa de entrenamiento con pesas dos veces a la semana. Ambos grupos de mujeres perdieron unos 5,8 kilos de peso. Sin embargo, cuando se midió su grasa corporal, la diferencia entre los dos grupos de mujeres fue sorprendente. Las mujeres del grupo que sólo había seguido la dieta habían perdido 1,3 kilos de musculatura junto con la grasa, pero las que también habían seguido el programa de entrenamiento con pesas habían ganado unos 450 gramos de musculatura. Por eso, todo el peso que habían perdido era realmente de grasa –un total del 44 % más que el grupo que sólo había hecho dieta[9]–, y cambiaron completamente su forma corporal.

El cuerpo es muy inteligente. De la misma forma que se adapta a una restricción de alimentos reduciendo el metabolismo, también lo hace al ejercicio. Por eso, después de cuatro semanas de hacer un tipo de ejercicio se vuelve más eficiente y utiliza menos energía para llevar a cabo la misma actividad. Para mantener el mismo impacto de combustión de grasa hay que cambiar continuamente de ejercicios (de caminar a correr, después bicicleta, después remo, etcétera) aumentando la intensidad para que el cuerpo salga de su rutina normal.

La forma de impedir que el cuerpo se adapte al ejercicio aeróbico es cambiar la intensidad de la actividad con un entrenamiento a intervalos (*véase* capítulo 10).

Yoga, tai-chi y qi gong

Todas esas formas de actividad pueden ser realmente útiles como parte del programa de pérdida de grasa porque también combaten el estrés y reducen el nivel de cortisol en el cuerpo. Todas implican movimientos lentos, controlados, concentrados; se centran en respirar correctamente, lo que puede ser muy relajante. Sin darse cuenta, muchas personas tienen tendencia a respirar a trompicones, que en realidad es lo que ocurre con la respuesta de lucha o huida, y a veces el estrés llega a provocar incluso hiperventilación. El yoga y otros tipos de ejercicio similares pueden ayudar a enseñarnos a respirar correctamente. El yoga es también una especie de entrenamiento de resistencia en el que es el propio peso del cuerpo el que provoca la resistencia.

Pilates

Aunque el método Pilates se inició hace ya unos ochenta años, ha ganado popularidad en la última década. Fue ideado después de la Primera Guerra Mundial por Joseph Pilates, un enfermero y terapeuta físico alemán, con el fin de ayudar a los pacientes postrados en cama a recuperar la fuerza muscular.

Los ejercicios del método Pilates se llevan a cabo en el suelo o sobre complementos especializados, y su objetivo es enseñar a que uno sea consciente del cuerpo, reforzar los músculos (sobre todo, de la espalda y del abdomen) sin someterlos a tensión, y mejorar la flexibilidad. La mejor forma de describirlo es como una combinación de yoga y entrenamiento con pesas.

El método Pilates y los ejercicios sobre grandes pelotas estables pueden ayudar a mejorar lo que se denomina *estabilidad central;* son útiles para reforzar los músculos que rodean la cintura (*core strenght* o fortalecimiento del tronco). Los músculos centrales están en la parte superior del torso, y los ejercicios de estabilidad trabajan todos esos músculos a la vez. Los ejercicios deben enseñarse correctamente, por lo que vale la pena unirse a una clase, tener un instructor particular o seguir un vídeo.

Técnica de Alexander y método Feldenkrais

Ambos son métodos de *concienciación corporal*, que enseñan cómo utilizar la fuerza del tronco. Puede crearse tensión en el cuerpo a partir de acciones tan simples como estar sentado, estar de pie, girarse o respirar. Esas técnicas reeducan el cuerpo para que se mueva con la máxima eficacia y el mínimo esfuerzo posibles. Ambos métodos implican desaprender las malas posturas y mejorar la forma de sostenernos. Una persona puede parecer más esbelta tan sólo con mantenerse erguida correctamente, sin curvarse.

Aparatos para estilizar la barriga

Cuando una persona ha pasado muchos años con exceso de grasa en la cintura, lo más probable es que alguna vez haya tenido la tentación de utilizar uno de esos dispositivos que abundan en el mercado para perder barriga. ¿No sería maravilloso si se pudieran ignorar todos mis consejos y bastara con envolver una pieza de goma alrededor del abdomen y conectar el aparato para conseguir el mismo efecto? Por desgracia, esos dispositivos no pueden tener el mismo impacto.

Tampoco basta con hacer abdominales u otros ejercicios de encogimiento de barriga. Por supuesto, es importante mantener los músculos fuertes con ejercicios de estabilidad y abdominales, pero no se puede esperar que un ejercicio localizado resuelva el problema. Cuando los músculos del estómago están totalmente cubiertos de una gruesa capa de grasa, no existe ningún producto maravilloso que tenga efecto alguno hasta que se haya ido la grasa.

La única forma de perder grasa es enviar al cuerpo un nuevo mensaje. El problema sólo se resuelve de dentro hacia fuera.

Es malo no hacer ejercicio

Los beneficios del ejercicio son enormes. Se ganará la forma corporal que se quiere conseguir y se perderá la grasa de la cintura porque el ejercicio ayuda de diversas maneras. Después de unos diez minutos de ejercicio extenuante, el cerebro produce endorfinas (los neurotransmisores que nos hacen sentir bien), que nos calman y reducen el nivel de hormonas del estrés. La investigación ha demostrado que tan sólo caminar de prisa cuatro veces a la semana reduce la grasa corporal, baja la resistencia a la insulina y rebaja el consumo de alimentos[10].

Si se hace ejercicio ahora por primera vez, o por primera vez en años, lo mejor será acudir a un gimnasio, para que un experto nos indique cómo hacer ejercicio y en qué nivel podemos empezar.

Los beneficios de hacer ejercicio son reales en todos los grupos de edad y en ambos sexos, por lo que nunca hay una buena razón para no empezar, sobre todo cuando es evidente que la combinación de dieta y ejercicio es aún más eficaz para la pérdida de peso que cualquiera de las dos intervenciones por sí sola[11]. (El plan de acción del capítulo 10 ofrece un plan completo de ejercicios fáciles.)

Capítulo 7

Cómo medir el estrés

(«La mente es su propio lugar, y por sí misma puede hacer del infierno un paraíso, o del paraíso un infierno»)

John Milton, *El paraíso perdido*

Como ya sabemos, pues, la clave para deshacernos de la grasa de la cintura es reducir el nivel de hormonas del estrés, sobre todo el cortisol, y, como se ha explicado en los últimos capítulos, se puede conseguir incorporando varios cambios simultáneos en nuestro estilo de vida. Esos cambios son:

- Mantener en equilibrio el azúcar de la sangre siguiendo mis recomendaciones dietéticas.
- Seguir un programa de complementos durante un período de tres meses.
- Hacer ejercicio.

Sin embargo, para que todos esos cambios sean eficaces también es importante reflexionar a fondo sobre el estrés de nuestra vida, para averiguar qué es lo que podemos controlar y lo que no.

Aunque vivimos en un mundo de alta tecnología y grandes comodidades, con posibilidad de comprar las veinticuatro horas del día, acceso a la televisión y accesorios que realizan por nosotros casi todas las tareas diarias, cada vez tenemos menos tiempo; no somos ricos en tiempo como cabría esperar. Con tanto teléfono móvil, textos y correos electrónicos, hay una exigencia constante de resultados y respuestas inmediatas, lo que crea una demanda y una presión continuas.

Muchas mujeres tienen la sensación de que no tienen tiempo para ocuparse de sí mismas.

Se estima que tres cuartas partes de las mujeres británicas de entre veinticinco y cincuenta y cinco años sufren el síndrome de la mujer acelerada, relacionado con el estrés que provoca el hecho de tener que encargarse de todo el mundo menos de sí misma. Es un fenómeno de la vida moderna, con los síntomas clásicos de cansancio, más apetito y menos deseo sexual, todo lo cual está asociado con un exceso de cortisol.

Quizá descubriremos que, como tantas otras mujeres, estamos realizando malabarismos constantes con infinitos platos girando en el aire. Cada plato representa una de las diversas demandas: trabajo, pareja, niños, tareas domésticas, cuidado de personas mayores... Nos pasamos la vida intentando con desespero que los platos sigan girando para que no se caigan y se rompan. Tal vez no todo sea trascendental, imprescindible y encomiable, pero es muy, muy duro. Y sin tregua.

El cuerpo no diferencia entre el estrés de tener que sacar tres niños pequeños de casa cada mañana, rescatar una empresa millonaria de la ruina o correr para salvar la vida. El estrés es estrés, y punto. Los efectos físicos son los mismos, sea cual sea la causa, y es muy perjudicial para la salud.

Si una persona tiene tendencia a acumular grasa en la cintura, es muy probable que esté estresada. El cuerpo simplemente intenta protegerse contra la avalancha de la vida diaria.

Quizá sea difícil encontrar la forma de poner fin a esa situación, pero este tipo de vida no puede durar indefinidamente. Algo tendrá que ceder, de lo contrario la persona caerá lentamente por una pendiente de efectos adversos hacia las enfermedades del corazón, la hipertensión o la diabetes (*véase* p. 63). Por el bien de la salud –y no de la figura– conviene hacer inventario de la vida y estudiar qué cambios hay que incorporar.

Es posible que no sea tan duro como pueda parecer. Tan sólo controlando el nivel de azúcar en la sangre (con el plan de alimentación para *perder la barriga*) automáticamente se reducirá una parte de la carga del estrés en el cuerpo, ya que se habrá bajado de la montaña rusa de subidas y bajadas de azúcar (*véase* p. 88). Es un primer paso muy importante y, una vez dado, la persona sentirá que tiene más control sobre su vida y podrá realizar el tipo de cambios necesarios para reducir la respuesta al estrés. Por eso las mujeres me dicen que una vez organizada su dieta se sienten mucho más capaces de enfrentarse con todo.

Pasar revista de la vida

Hay dos formas de abordar el estrés: hacer de tripas corazón e incorporar algunos cambios drásticos para no tener que volver a realizar jamás tantos juegos malabares (reducir las horas de trabajo, acostarse antes y levantarse antes por la mañana para no encontrar tantos embotellamientos), o aprender algunas estrategias de supervivencia para ayudar a cambiar la forma de hacer frente al estrés y reducir su impacto físico.

Conviene tomarse unos minutos para pasar revista de la propia vida y responder a las siguientes preguntas:

- ¿Hay algunos factores estresantes que se podrían cambiar de raíz?
- Si el trabajo es demasiado estresante, ¿existe la posibilidad de cambiarlo?
- ¿Se tienen unas expectativas o unos objetivos poco realistas?
- ¿Es posible que el estrés sea debido a la presión de querer llegar a ser una *supermujer*?
- ¿Realmente tenemos que hacerlo todo?
- ¿Qué se puede cambiar externamente?
- ¿Hay algo que se pueda hacer para modificar la actitud ante la vida?
- ¿Sería posible aprender a decir «no»?

Un gran paso sería aprender a gestionar nuestro tiempo con más eficacia. Y la forma de conseguirlo es:

- Sentarse a elaborar un plan semanal.
- Preparar un plan de comidas semanal para que los niños hambrientos no nos cojan desprevenidas.
- Pasar un poco más de tiempo con la familia o los amigos (¿una noche a la semana con las amigas quizá?).
- Asignar cada semana, o cada día, un poco de tiempo para relajarse y hacer algo que nos guste (aunque no sea más que un *sudoku;* cada cual elige lo que quiere).

Llegar a controlar el tiempo de esta forma no es una condescendencia que debamos pedir; es importante hacerlo, y el esfuerzo que supone vale la pena. Nos ayudará para no caer de nuevo en la trampa del estrés, llegar tarde, perder citas, comer sobre la marcha y no tener nunca tiempo para una misma.

La ley de Parkinson dice: «El trabajo se expande hasta llenar el tiempo». Intentemos ponerlo en práctica. Dediquemos un tiempo a nosotras mismas a ver qué ocurre: el mundo no se va a parar, todo lo demás tendrá que adaptarse a nuestro alrededor. El hecho es que, cuanto menos estresada está una mujer, más consigue realizar en menos tiempo, porque el cuerpo y la mente funcionan con la máxima eficacia y no con esa especie de pánico ciego que no nos permite pensar bien.

Algunos cambios se pueden realizar a partir de ahora mismo. ¿Quizá se puede pensar en ralentizar la marcha? ¿Cambiar de trabajo o intentar trabajar en casa un día a la semana? ¿Y qué tal pagar por un poco de ayuda extra para la casa o los niños? Es cuestión de otorgar un poco más de importancia a la propia salud y el propio bienestar, para recuperar el control de la propia vida.

Pensamos en nosotras mismas como si fuéramos el corazón de la familia, bombeando continuamente para mantenerlos a todos felices y sanos. Pero el corazón humano es egoísta y en época de problemas siempre se asegura sangre y oxígeno para sí mismo antes que para los demás órganos, de lo contrario tampoco los demás órganos sobrevivirían. De forma similar, tenemos que cuidarnos porque, si no, los demás tampoco seguirán adelante. Hay que autoconcederse permiso para pensar en una misma.

Ya he mencionado en un capítulo anterior a Hans Selye, quien decía: «Nadie puede vivir sin experimentar un cierto grado de estrés en todo momento» (*véase* p. 25). Hay una norma llamada ley de Yerkes-Dodson que dice que la salud y el rendimiento aumentan proporcionalmente, como resultado del estrés, hasta un punto denominado *punto de estrés óptimo*, más allá del cual se estrellan.

La ley explica por qué es igual de malo tener poca tensión que tener demasiada. Al igual que para las demás funciones del cuerpo, hace falta un equilibrio. Con poca tensión, no nos levantaríamos de la cama por la mañana; necesitamos algo de estrés que nos motive.

En el punto de estrés óptimo (la parte más alta de la curva), realmente estamos en *la zona* donde el nivel de estrés es el correcto. Recordemos aquellos días en los que podíamos levantarnos y hacerlo todo con el mínimo esfuerzo. Cuando el estrés sobrepasa este punto y cae, es posible que al principio ni siquiera nos demos cuenta del cambio, excepto en que quizá tardamos un poco más en hacer las cosas. Pero después, cualquier cosa se complica (no encontrar espacio para aparcar precisamente cuando estamos llegando tarde) y, de repente, parece que todo sale mal. Es entonces cuando nos damos cuenta de que no llegamos a nuestro objetivo y que no podemos seguir así.

Pero la mayoría de las personas siguen luchando. Y el aumento del diámetro de las cinturas de todo el país da fe de ello.

Observemos el diagrama. ¿En qué punto de la curva nos encontramos? Si hemos superado la zona de *confort* debemos detenernos y pensar: ¿Qué podemos hacer para volver a situar nuestro nivel de estrés allí donde debería estar?

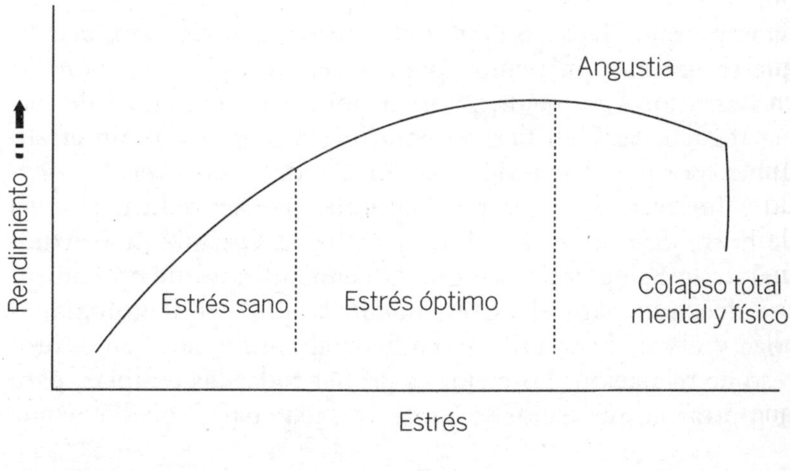

Trucos para eliminar el estrés

Decidir prioridades

Elaborar una larga lista, muy larga, de todas las tareas estresantes, y otorgarles una prioridad por orden de importancia. A menudo se posponen siempre las tareas más difíciles u onerosas, pero hay que pensar en cuánto mejor nos sentiremos, y cuánto más libre estará nuestra mente, cuando hayamos realizado dichas tareas. Tachar cada tarea una vez realizada.

Delegar

Intentar que otras personas hagan cosas en nuestro nombre siempre que sea posible. Es una característica muy femenina pensar que tiene que hacerlo todo una misma porque los demás no lo hacen bien. Si se quiere que este plan para *perder la barriga* funcione, hay que soltar algunas tareas para que el cuerpo también suelte la grasa.

Pensar primero en una misma

Es importante hacerlo de vez en cuando. Por ejemplo, decidir que se necesita un tiempo para hacer ejercicio y proponerse encontrarlo. Aún mejor: reservar hora para un masaje de forma regular. Será un tiempo para una misma, y con un efecto doble, porque el masaje ayudará a reducir el nivel de cortisol[1]. También otras terapias naturales pueden reducir el nivel de hormonas del estrés. Por ejemplo, la Organización Mundial de la Salud reconoce que la acupuntura es un tratamiento adecuado para el estrés, mientras que la reflexología, el yoga y el tai-chi se utilizan en general para ayudar en el proceso de relajación. Lo mejor es probar todas las terapias, para encontrar la que mejor se adapta a cada cual. Probablemente, el proceso de experimentar todas las terapias ya sea relajante en sí mismo.

Hay que empezar poco a poco –quizá con diez minutos para una misma al día– e ir ampliando. Leer una revista, rellenar un crucigrama, y así avanzar, hasta que se consiga parar cada día un rato para hacer lo que realmente se quiere hacer.

Aprender técnicas de relajación

Puede ser tan simple como escuchar un poco de música tranquila, concederse un baño de agua caliente con aceites de aromaterapia, pasear tranquilamente o practicar yoga o meditación. Se ha demostrado que la meditación es eficaz tanto para reducir el estrés como para rebajar la hipertensión[2]. También se puede aprender una técnica de visualización o a respirar lentamente.

Relajación progresiva de los músculos

Es una técnica de relajación fantástica, que no cuesta nada y que se puede practicar en casa. Pero hay que disponer de tiempo. Encontrar un espacio tranquilo, cerrar la puerta, desconectar el teléfono y respirar profundamente unas cuantas veces.

Tendida sobre la espalda, tensar cada una de las partes del cuerpo mientras se inspira. Después retener la respiración cinco segundos, manteniendo los músculos tensos. Relajar y expulsar el aire lentamente durante unos diez segundos.

- Curvar los dedos de los pies con fuerza. Relajar.
- Presionar los talones contra el suelo, estirando los dedos. Relajar.
- Tensar los músculos de las pantorrillas. Relajar.

- Estirar las piernas y tensar la musculatura de los muslos. Relajar.
- Apretar las nalgas.
- Apretar los músculos del estómago. Relajar.
- Curvar los codos hacia arriba y tensar los bíceps. Relajar.
- Alzar los hombros y tensar los músculos del cuello. Relajar.
- Apretar los dientes, fruncir el ceño y apretar los ojos tanto como se pueda. Relajar.
- Tensar todos los músculos a la vez. Al cabo de diez segundos, relajar.
- Después, cerrar los ojos. Concentrar la mente durante treinta segundos en un diamante imaginario que brilla sobre un fondo de terciopelo negro, mientras se sigue respirando lenta y profundamente.
- Centrarse en otro objeto pacífico durante treinta segundos.
- Abrir los ojos.

Tomarse tiempo para comer

No hay que comer con prisas, ni saltarse una comida para hacer alguna otra cosa. El *cómo* se come es tan importante como *qué* se come. Conozco a muchas mujeres que durante una comida se levantan mil veces de la mesa para servir o recoger cosas de los demás comensales. ¡Basta ya! Hay que dedicarse a una misma, y realizar unas cuantas respiraciones profundas antes de empezar a comer, masticar despacio y no beber nada durante la comida. Saborear los alimentos, disfrutar de los sabores y los aromas. Automáticamente, si se tarda un poco más en comer, se come menos porque se conceden al cuerpo los veinte minutos necesarios para que el cerebro registre que el cuerpo ya está saciado.

También conviene no utilizar la comida para compensar el

Ver las cosas con perspectiva

¿Las cosas que nos preocupan son realmente tan importantes en el esquema global de la situación? Como dijo Mark Twain: «Ya soy viejo y he tenido muchos temores, pero casi nunca ocurrió nada». Se ha dicho que sólo un 40 % de nuestros temores se hacen realidad, y en un 40 % de los casos en que se hacen realidad no se podía haber hecho nada para evitarlos; en conjunto, significa que de un 80 % del total no valía la pena preocuparse.

estrés. Cuando se está en tensión, el cuerpo pide comida y, aunque es un impulso muy poderoso, hay que romper ese ciclo.

Tomarse tiempo para ir al lavabo

Por obvio que parezca, a veces es difícil encontrar el momento para sentarse y orinar adecuadamente porque hay demasiadas cosas urgentes que reclaman la atención. El cuerpo necesita una rutina, igual que los intestinos. Hay que evacuar el vientre al menos una vez al día, ya que es la forma en que el cuerpo se libera de las toxinas y los residuos. Un gastroenterólogo dijo una vez que es más probable que los hombres evacuen mejor que las mujeres, porque suelen pasar más tiempo en el retrete leyendo el periódico y no se levantan hasta que han acabado.

Hacer ejercicio regular

Es importante para que el cuerpo pueda eliminar el peso de la cintura (*véase* capítulo 6), pero también es importante para la mente. El ejercicio ayuda a liberar unos neurotransmisores llamados *endorfinas*, que nos hacen sentir mejor, estar más alerta y más tranquilos. También ayuda a suprimir el apetito durante un rato porque se han agotado las hormonas del estrés y el cuerpo ya no nos dice que comamos. Los estudios demuestran que el ejercicio puede reducir el impacto del estrés, elevar la autoestima, aliviar la ansiedad y la depresión, y mejorar el humor[3].

Hacer ejercicio para aliviar el estrés no significa correr un maratón: puede ser tan simple como bailar en casa con una música que nos guste y cantar..., ¡si es que se consigue hacer las dos cosas a la vez!

Abrazarse

Todas las mamás saben que un arrumaco hace maravillas, y ahora los científicos han confirmado que un abrazo puede reducir el estrés porque ayuda a aumentar los niveles de oxitocina. Durante un estudio se analizaron los niveles de oxitocina y adrenalina antes y después de que varias parejas se abrazaran. Un abrazo de veinte segundos bajó la adrenalina y aumentó los niveles de oxitocina[4].

Conservar el sentido del humor

No es bueno perder el sentido del humor. Se ha demostrado que, si se puede sonreír y reír aun cuando no se tengan ganas, el cuerpo libera productos químicos que provocan un cambio positivo en el estado de ánimo. La risa aumenta el suministro de oxígeno a la sangre, lo que puede influir en unos neurotransmisores del cerebro que hagan que nos sintamos mejor. Por eso, es cierto que la risa es la mejor medicina.

Aprender a respirar

Ése es uno de los mejores consejos para eliminar el estrés. Quizá alguien se pregunte para qué tiene que aprender a respirar, si es algo que se hace automáticamente. Pero respirar bien es otra cosa. Si se observa cómo respira un recién nacido, veremos que lo hace con el abdomen, porque respira con el diafragma. Pero nosotros, los adultos, tendemos a respirar de forma superficial, sólo con la mitad superior del pecho, lo que hace que estemos más tensos y cansados.

Es más probable que respiremos de forma superficial cuando estamos estresados. Si aprendemos a respirar con el diafragma (con el abdomen), no sólo indicaremos al cuerpo que ya no nos encontramos en una situación estresante, sino que además circulará más oxígeno por el cuerpo y la mente. Eso nos dará más energía, hará que los neurotransmisores del bienestar hagan su trabajo con eficacia y activará los centros de relajación del cerebro.

¿Respiramos superficialmente o desde el abdomen?

Tenderse sobre la espalda. Colocar la mano derecha sobre el pecho, y la izquierda, sobre el abdomen. Respirar normalmente. Observar las manos y comprobar si una se mueve más que la otra con cada respiración. Si la mano derecha se mueve más que la izquierda, es que la respiración es superficial (o de pecho), y hay que cambiarla.

Respirando correctamente se pueden reducir los niveles de cortisol, y el cuerpo podrá deshacerse de su peso en la cintura. Pero eso no es todo. La comida se quema en presencia de oxígeno, por lo que cuanto más oxígeno circule en el cuerpo la comida se quemará con más eficacia. Con ello, automáticamente se obtiene más energía, aumenta el metabolismo y se impide que el cuerpo almacene la comida como grasa.

Existen algunos métodos –yoga y Pilates, por ejemplo– que enseñan a respirar correctamente, pero también se puede aprender en casa. Como todo lo que es nuevo, al principio parece un poco extraño, pero al final llega a ser tan automático como la respiración superficial que se ha hecho hasta ahora.

Se puede con este ejercicio simple, diez minutos cada día, durante una semana:

1. Tenderse sobre el estómago con las piernas ligeramente separadas (unos 60 centímetros) y los pies relajados, mirando hacia fuera.
2. Plegar los brazos, colocar las manos sobre los bíceps, y la cabeza, sobre los brazos.
3. Relajarse.

Debido a la presión del suelo, sólo se podrá respirar a través del diafragma, por lo que durante los siguientes diez minutos no hay que hacer nada más que estudiar la respiración:

1. La inspiración debe ser suave y relajada.
2. La espiración debe ser más larga que la inspiración.
3. Hay que respirar por la nariz, no por la boca.

Después de repetirlo cada día durante una semana, hay que intentar hacerlo de pie:

1. Separar los pies ligeramente.
2. Hacer algunas respiraciones suaves por la nariz.
3. Colocar las manos en la barriga.
4. Al inspirar, empujar la barriga hacia fuera. Hay que sentir la fuerza con las manos.
5. Hacer una breve pausa.
6. Expulsar el aire despacio por la nariz.
7. Mientras se expulsa el aire, imaginar que toda la tensión y el estrés salen del cuerpo en forma de suave corriente.
8. Repetir diez veces.

Se debe practicar cada día durante tres meses.

Dormir suficiente

El sueño desempeña un papel extremadamente importante en un estilo de vida sano, y la mayoría de las personas duermen poco. El estrés y el sueño están inversamente relacionados: cuanto menos se duerma más difícil será adaptarse a las situaciones difíciles; cuanto más se duerma, menos estresantes parecerán las situaciones durante el día.

El sueño no sólo es importante para la salud en general, sino que también es esencial para garantizar que el cuerpo funcione al máximo y que una persona sea física y emocionalmente capaz de hacer frente a las demandas de la vida diaria. El sueño proporciona al cuerpo el tiempo que necesita para recargar baterías, reparar tejidos y que las células crezcan. El cuerpo percibe la falta de sueño como otra causa de estrés.

Como sociedad, hemos forzado la vigilia hasta el límite, y el sueño se ha convertido casi en un lujo, más que en la necesidad que realmente es. La cantidad de horas que dormimos va en descenso. Antes de que se inventara la luz eléctrica, las personas se iban a la cama cuando oscurecía y dormían unas nueve horas hasta el amanecer. Incluso en 1960 dormíamos entre 8 y 8,9 horas por noche[5], mientras que ahora la mayoría de las personas sólo duermen entre 6,9 y 7 horas[6], y se quedan ante la televisión, o compran y navegan por internet hasta altas horas de la noche. Todos sentimos la enorme presión de tener que hacer más y más. Nos identificamos y juzgamos por nuestros logros y por el trabajo que hacemos. No es de extrañar que nos quedemos cada vez hasta más tarde para ser capaces de abarcarlo todo.

Los científicos han estudiado los niveles de cortisol en muestras de saliva y han descubierto que cuando las personas se ven privadas de sueño el ritmo con que el cuerpo gestiona el cortisol entre las cuatro de la tarde y las nueve de la noche es seis veces más lento que en las personas que han dormido suficiente. Los niveles de cortisol son demasiado altos durante demasiadas horas. Y, lo que es más, parece que el proceso de envejecimiento aumenta durante esas horas[7]. Por eso la falta de sueño no sólo puede elevar los niveles de cortisol, haciendo que nuestro cuerpo tenga más forma de manzana, sino que también nos hace envejecer antes.

La falta de sueño también aumenta la resistencia a la insulina. Un estudio en personas que sólo dormían cuatro horas por noche durante seis noches a la semana, demostró que el modelo de insulina y glucosa era casi idéntico al que se esperaba en pacientes con diabetes tipo 2[8]. En 2001, en la reunión anual de científicos de la American Diabetes Association, se presentaron pruebas que demostraban que las personas que dormían menos de 6,5 horas por noche (en comparación con las que dormían de 7,5 a 8,5 horas) liberaban un 50 % más de insulina y eran un 40 % menos sensibles a sus efectos.

Si la persona ha descansado bien, estará mucho mejor equipada, tanto emocional como físicamente, para hacer frente a las exigencias de una vida activa. No dormir suficiente reduce la respuesta inmunológica. Un estudio reciente demostraba que incluso la falta de horas de sueño una noche de vez en cuando podía disminuir el número de *células asesinas naturales*, responsables de luchar contra invasores como las bacterias y los virus[9]. Y no es de extrañar que sucumbamos a resfriados y otras enfermedades cuando estamos *descargados*, normalmente después de períodos de sueño insuficiente.

Hay dos tipos principales de trastornos del sueño: dificultad para dormirse en seguida al acostarse, y dormirse fácilmente pero despertarse en mitad de la noche y no ser capaz de volver a conciliar el sueño.

Nuestro estado mental y nuestro estado físico están tan relacionados entre sí que se alimentan constantemente el uno al otro. Si algo nos preocupa, el cuerpo se vuelve tenso y le cuesta dejarse ir y relajarse. Eso hace que nos resulte difícil conciliar el sueño, lo que, por supuesto, nos hace estar más tensos. Cuando alguien está preocupado porque no puede dormir, se preocupa aún más por cómo se enfrentará al día siguiente con su trabajo. Asimismo, los síntomas físicos, como dolores y molestias, pueden ser causa de preocupación, y de más tensión. Y el sueño también se resiente de ello. Es otro círculo vicioso.

Dormir más para perder peso

Es posible perder peso simplemente pasando una hora extra en la cama por la noche. La leptina, un producto químico que se libera durante el sueño, suprime la producción de células grasas reduciendo el apetito. La leptina ayuda a controlar la sensación de plenitud, pero cuando el sueño es escaso, se reducen los niveles de leptina.

Un estudio con quinientos adultos de entre veintisiete y cuarenta años durante un período de trece años demostró que en las mujeres que habían engordado una media de 2,25 kilos, su sueño había disminuido de 7,7 a 7,3 horas por noche. Las que habían engordado más dormían menos de seis horas por noche[10]. Por desgracia, cuantas más horas de vigilia más probabilidades hay de comer, y un nivel de leptina bajo aumenta la necesidad. Otra investigación demostró que los niveles de leptina descienden gravemente si se reduce el sueño durante seis días. Los efectos no tardan mucho en notarse[11].

En un ensayo clínico en el cual se restringió el sueño de los voluntarios, sus niveles de leptina descendieron y su deseo de ingerir hidratos de carbono (alimentos con azúcar) aumentó masivamente en un 45 %. Era como si su cuerpo estuviera tan cansado que necesitara alimentos dulces para mantenerse despierto[12].

Si se duerme menos de ocho horas por noche, se acabará con un nivel de grasa corporal más elevado y un índice de masa corporal (IMC) más alto[13].

Trucos para dormir bien

- Seguir las recomendaciones dietéticas del capítulo 4 y especialmente evitar durante el día alimentos y bebidas que contengan cafeína, como el té, el café, la cola y el chocolate. Incluso el café descafeinado puede ser un problema porque contiene otros estimulantes que pueden impedir conciliar el sueño.

- Asegurarse de que se come poco y a menudo durante el día para mantener estable el azúcar de la sangre. De este modo, los niveles de adrenalina también son estables y se ayuda a impedir que las glándulas suprarrenales trabajen en exceso. A su vez, esto significa que la hormona cortisol empieza a bajar cuando la persona se acuesta, como tiene que ser.
- Si alguien se despierta normalmente en mitad de la noche –sobre todo, si se despierta de forma abrupta y con palpitaciones– lo mejor es tomar una hora antes de acostarse un pequeño refrigerio de hidratos de carbono complejos, como una galleta de avena o media rebanada de pan de centeno. De esta manera, se impedirá que el azúcar de la sangre baje durante la noche y que se libere adrenalina en el flujo sanguíneo para corregir el desequilibrio (conocido como *hipoglucemia nocturna*).
- Evitar el alcohol. No sólo influye en el nivel de azúcar en la sangre, haciendo que se liberen adrenalina y cortisol, sino que también bloquea el transporte de triptófano al cerebro. El triptófano es importante porque se convierte en serotonina, un neurotransmisor sedante y relajante.
- Tomar una taza de manzanilla antes de irse a la cama ayuda a la relajación.
- Intentar realizar los ejercicios de gimnasia a primera hora del día. El ejercicio puede ser muy estimulante, y a algunas mujeres les cuesta dormir después de una sesión de ejercicio nocturno.
- Probar con aceites de aromaterapia como la bergamota, la lavanda, la manzanilla romana y la mejorana en un baño caliente justo antes de acostarse. Evitar que el agua sea excesivamente caliente, porque podría resultar estimulante, pero sí lo suficientemente cálida como para garantizar una buena relajación. Unas gotas de aceite de aromaterapia, de lavanda por ejemplo, en la almohada, o con un vaporizador, pueden tener el mismo efecto. También un masaje suave antes de acostarse con los mis-

mos aceites de aromaterapia puede ayudar a conciliar el sueño. El geranio y el romero son especialmente buenos para las glándulas suprarrenales.

- Seguir una rutina de sueño; si es posible, que el despertador suene cada día a la misma hora, independientemente de la hora en que se haya conciliado el sueño. También es una buena idea acostarse antes de las diez. No es fácil, pero ayuda a los biorritmos naturales y en la reducción del cortisol.
- Al menos una hora antes de irse a la cama, escribir una lista de *cosas pendientes* para el día siguiente, para no tener que estar pensando en ello mientras se intenta conciliar el sueño.
- El sexo puede ayudar a conciliar el sueño porque relaja y libera tensiones.
- Probar con los complementos de valeriana, pasionaria y escutelaria. Todas funcionan como sedantes suaves y pueden ayudar a superar el insomnio. Es mejor no confiar en una sola planta, para no crear una dependencia demasiado fuerte. La manzanilla es otro sedante útil y calma y tonifica el sistema nervioso, lo que fomenta un sueño reparador.
- El magnesio, también conocido como *tranquilizante natural*, es bueno para resolver problemas de insomnio. Cuando es habitual sufrir calambres o el síndrome de las piernas inquietas, va muy bien introducir el magnesio y la vitamina E como complementos.
- Utilizar técnicas de visualización. Imaginarse en una playa maravillosa, recibiendo los rayos de sol en la piel, la arena blanda bajo los pies, el cielo azul, el agua clara y transparente, y la fragancia de hermosas flores. También se puede escuchar música relajante a la vez que se visualiza ese paraíso tropical. Esta técnica es muy útil si la mente está muy activa y no logra desconectar aunque se esté físicamente muy cansado. Si la mente se concentra en algo relajante, es mucho más fácil «dejarse ir».
- Practicar técnicas de relajación (*véase* p. 189). Puede intentarse con música relajante de fondo.

Píldoras para dormir

Es mejor evitar las píldoras para dormir porque alteran el ciclo natural del sueño nocturno. Durante los dos primeros tercios de la noche, hay fases de sueño ligero y sueño profundo. En el último tercio experimentamos sólo sueño ligero. El sueño REM (movimiento rápido de los ojos) es cuando se sueña, y ocurre aproximadamente cada noventa minutos. Todas estas fases tienen su importancia, y las píldoras para dormir destruyen el ciclo.

Sin embargo, si se están tomando píldoras, es mejor no dejarlas de repente. Conviene consultar al médico antes de reducir las tomas.

La siesta

Se dice que tanto Winston Churchill como Margaret Thatcher sobrevivían durmiendo muy pocas horas por la noche porque echaban una siesta durante el día. A algunas personas les funciona muy bien, y sienten que una cabezadita de diez o quince minutos puede aliviar la tensión y renovar su energía.

Pero otras dicen que se sienten peor después de la siesta, o simplemente que no pueden dormir por espacios cortos de tiempo, y acaban perdiendo una hora al día o más en un intento de conseguir un sueño corto y renovador.

El truco para la siesta es dormirse sentado. Al estirarse en la cama o en el sofá se induce un sueño mucho más profundo, lo que hace que después nos sintamos como aturdidos si no se duerme suficiente, o bien se cae en un sueño profundo demasiado largo. La duración óptima de la siesta es de entre veinticinco y treinta minutos.

Capítulo 8

La respuesta está en los genes

(Las pruebas que localizan a los culpables de la grasa)

¿Puede la constitución genética influir en la forma del cuerpo? ¿Y pueden los genes dictar la dieta que es mejor para cada cual? La respuesta a ambas preguntas es sí. Mediante pruebas genéticas se puede ver si se necesita una dieta con poca grasa o bastará con reducir la ingesta de alimentos en general; si tomar un vaso de vino resulta beneficioso para una constitución genética determinada o si debe abandonarse del todo; si habría que comer más col o tomar complementos y, en caso afirmativo, cuáles. Todas las respuestas están en los genes.

Para saber cómo influyen los genes en la dieta, la forma corporal y el peso, los científicos han estudiado a nuestros antepasados y sus estilos de vida. Nuestros sistemas hormonales de hoy son muy similares a los de nuestros antecesores, aunque ellos tenían que salir en busca de nueces y bayas, cazar y matar su cena, y en épocas de escasez, pasar hambre. Hoy no necesitamos cazar fuera del supermercado más próximo, donde podemos encontrar todo tipo de carne, y no sólo de animales de granja, sino también sin piel, cortada y envuelta en plástico, en una cantidad limitada tan sólo por nuestra economía. El alimento ha evolucionado hasta convertirse en una selección de hidratos de carbono refinados y procesados, grasas saturadas y azúcares que nuestros antepasados ciertamente no reconocerían. Pero nuestra constitución genética no ha cambiado.

En tiempos pasados, las personas con metabolismo más lento eran las que tenían más probabilidades de sobrevivir en épocas de escasez porque su cuerpo trabajaba con eficacia para ahorrar al máximo en forma de grasa, quemaban sólo la que era absolutamente necesaria para crear energía. Su metabolismo eficiente las mantenía vivas. Los supervivientes quizá tenían un gen que les permitía almacenar todas las calorías que sobraban en forma de grasa, una reserva de energía para casos de emergencia. Incluso hoy, en determinadas culturas, donde la cantidad de alimento varía según la temporada, las personas tienen la capacidad de crear reservas de energía y su peso puede variar drásticamente[1]. En la sociedad occidental moderna, una persona con este tipo de constitución genética no se consideraría afortunada. Son las personas que deben vigilar lo que comen, o bien ponerse a dieta.

Por eso, cuando la comida escasea, un metabolismo lento es una ventaja, pero en una sociedad con exceso de alimento barato y rápido de obtener, constituye una desventaja.

El «gen ahorrador»

Pero los genes no son el único factor de esta ecuación. Como dijo el doctor George Bray, experto en obesidad: «La genética carga el revólver, el entorno aprieta el gatillo». Los miembros de la comunidad pima, nativos americanos del sur de Arizona, tienen lo que se denomina un *gen ahorrador*. Su metabolismo es muy eficiente y acumula grasa para prepararse para los tiempos de escasez.

Durante más de dos mil años los indios pima cultivaron trigo, legumbres y calabazas. Pero a finales del siglo XIX su suministro de agua fue desviado hacia los colonos occidentales. Para sobrevivir comían lo que les daba el gobierno estadounidense, que incluía harina y azúcar refinados. Con el tiempo, su dieta era cada vez más procesada y típicamente americana, lo que entró en un grave conflicto con su metabolismo; gracias a su *genotipo ahorrador* ahora son los más gordos de la Tierra, con nueve de cada diez personas con sobrepeso u obesas. La mayoría son resistentes a la insulina ya a los ocho años, y los niños de tres desarrollan la diabetes tipo 2. Aunque comen la misma comida basura que el resto de la población, su índice de diabetes ha llegado a un punto diez veces superior al de sus colegas caucasianos.

Por eso, aunque todos vivimos limitados por nuestra constitución genética, lo que comemos y cómo vivimos realmente puede influir en la acción de esos genes.

Se cree que algunos de nosotros podemos tener una predisposición genética a almacenar grasa en la cintura y adquirir esa forma de manzana[2]. Esos factores genéticos, como media, podrían dar a alguien un índice metabólico más bajo, una tendencia a tener niveles de insulina más elevados y una mayor probabilidad de ser resistente a esta hormona. Pero el principal investigador que ha estudiado los genes que influyen en la grasa en la cintura añade: «Si se controla la dieta y se hace ejercicio con regularidad, se pueden superar los efectos de esta carga genética. Quizá habrá que esforzarse un poco más, pero lo más probable es que, si se revisa el estilo de vida, se pueda controlar la obesidad» (endocrinólogo Alan Shuldiner, doctor del Departamento de Medicina Geriátrica y Gerontología del John Hopkins Bayview Medical Centre, Maryland, Estados Unidos).

Así pues, tener una predisposición genética no significa que uno deba quedarse con la grasa en la cintura. Simplemente, es posible que haya que trabajar un poco más duro que otras personas, que pueden comer de todo y seguir estando esbeltas.

Naturaleza o alimentación

En agosto del 2000, la Oficina de Genética y Prevención de Enfermedades de Estados Unidos emitió una declaración (*The Gene Environment Interaction Fact Sheet*, hoja informativa sobre la interacción genética-entorno), que decía:

> Casi todas las enfermedades humanas derivan de una interacción entre susceptibilidad genética y factores medioambientales modificables, definidos en líneas generales de tal modo que incluyan infecciones, productos químicos y factores físicos, nutritivos y de conducta. Las variaciones en la constitución genética se asocian con casi todas las enfermedades. Las variaciones genéticas no son causa de enfermedad, sino que más bien influyen en la susceptibilidad de una persona ante los factores medioambientales.

Lo que esto significa, a efectos de este libro, es que cada cual tiene una combinación única de genes que puede hacerle más susceptible de producir más cortisol, más insulina y más grasa alrededor de la cintura[3]. Pero comprender cómo trabajan esos genes exclusivos puede ayudarnos a realizar cambios en la dieta y el estilo de vida (lo que los científicos denominan nuestro *entorno*, es decir, todo lo que no es genético) que reduzcan nuestro riesgo de desarrollar esos problemas. En vez de forzarnos a aceptar la vida con el espectro de una enfermedad predeterminada colgando sobre nuestra cabeza, los genes nos proporcionan una información importante que podemos utilizar en nuestro provecho.

Algunas personas pueden dejar de ser teleadictas gracias a sus genes, pero otras no. Se realizó un estudio de 28 pares de gemelos machos idénticos (los gemelos idénticos comparten la misma constitución genética) para conocer el impacto del estilo de vida en los genes (mientras un hermano era un teleadicto confeso, el otro era corredor de largas distancias, por ejemplo). Durante seis semanas se dio a los gemelos una dieta alta en grasas, y siguieron seis semanas más con una dieta baja en grasas. Al final de cada período de seis semanas, se midieron sus niveles de colesterol. A pesar de que su estilo de vida era muy distinto, cada par de gemelos reaccionó de la misma forma ante el cambio de dieta. Su constitución genética dominó completamente los valores. Los investigadores repitieron el estudio con otros gemelos y descubrieron que algunas parejas eran muy sensibles a la dieta alta en grasas, mientras que otras no mostraron cambios en el colesterol, independientemente de lo que comieran y del ejercicio que hicieran. Pero en todos los casos, ambos gemelos reaccionaron de la misma forma. Como dijo Paul Williams, director del estudio: «Nuestro experimento demuestra lo importantes que son los genes. Algunas personas tienen que vigilar la dieta mientras que otras tienen más libertad»[4].

Utilizar la información genética

Lo más importante de las pruebas genéticas es que aportan información. Pensemos en la vida y las pruebas genéticas como si se tratara de un juego de cartas. Siempre nos tocan unas cartas que no se pueden cambiar y debemos jugar con las mismas durante toda la partida (el color de los ojos, por ejemplo). Después hay otras, como el *gen ahorrador* que no hemos elegido, pero que nos puede ser útil según cómo juguemos. Pero ¿qué pasaría si no pudiéramos mirar las cartas que nos han tocado? Tendríamos muy pocas posibilidades de ganar.

La medicina convencional tiende a ser muy *anti:* antibióticos, antiinflamatorios, antihistamínicos y antidepresivos. Se centra casi siempre en el tratamiento de los síntomas y no en la causa que los provoca, de modo que, por ejemplo, cuando dejamos de tomar antiinflamatorios, las articulaciones vuelven a doler porque los fármacos no han resuelto el motivo por el que dolían las articulaciones.

La medicina preventiva que yo defiendo es, en mi opinión, la medicina del futuro, y las pruebas genéticas para la previsión tendrán un papel importante. También se utilizarán cada vez más en la medicina convencional para que pueda evolucionar del planteamiento actual de *talla única* a un planteamiento que permita encontrar el fármaco correcto para la persona adecuada en el momento oportuno.

Este ámbito de la ciencia se denomina *farmacogenética.* Utiliza la información genética para encontrar el fármaco correcto para la persona adecuada. En junio de 2004, el gobierno británico anunció una inversión de cincuenta millones de libras para que el National Health Service fuera «líder mundial en atención sanitaria basada en la genética». Es un campo de investigación y desarrollo inmenso de cara al futuro. El proyecto británico Biobank, que implica a medio millón de personas, es un estudio de genes, entorno y salud que terminará en un plazo de diez años e identificará los principales factores genéticos y medioambientales que contribuyen a la enfermedad.

Ése es el futuro de la medicina, e incluye también a la medicina nutricional, de modo que podremos adaptar la dieta correcta y el programa de complementos necesario a la persona en cuestión. Como dijo el médico Caleb Parry en el siglo XVIII: «Es mucho más importante qué tipo de paciente tiene una enfermedad que saber qué tipo de enfermedad tiene un paciente».

En la actualidad las pruebas genéticas disponibles pueden darnos información sobre qué dieta (forma de comer) es mejor para una persona. Los resultados pueden indicar qué alimentos es preferible evitar, qué alimentos debemos comer más y qué complementos serían más útiles para nuestra constitución genética.

(Para más información sobre estas pruebas genéticas se puede consultar la forma de contactar con mi clínica, en «Recursos», p. 283.)

Capítulo 9

Pruebas y más pruebas

(Los genes pueden indicar cuál es la mejor dieta para cada persona)

Cuando una persona tiene grasa acumulada en la cintura, no existe ninguna duda al respecto; la distribución de la grasa es obvia. De la misma manera, se puede llegar a un convencimiento absoluto de que los consejos de este libro funcionan porque, si se siguen, la forma del cuerpo cambia rotundamente. Y además de cambiar la silueta, disminuyen al mismo tiempo las implicaciones peligrosas para la salud de la persona que tiene forma de manzana.

Para muchos, eso basta.

Otros, sin embargo, quieren buscar la letra pequeña (a ser posible con gráficos) y ver las pruebas fisiológicas que demuestran que lo que se está haciendo ayuda realmente a corregir el problema. Aquí es donde entran en acción las pruebas de laboratorio.

Creo que las pruebas de laboratorio deberían usarse con regularidad, de la misma forma que pasamos la ITV de nuestro coche para ver los problemas antes de que sea demasiado tarde. Siempre vale la pena saber que las pastillas de freno están gastadas, y cambiarlas antes de que fallen los frenos y provoquen un accidente grave. Lo mismo se aplica a nuestro cuerpo, el vehículo que nos tiene que durar toda la vida. Naturalmente, queremos que funcione lo mejor posible durante el mayor tiempo posible. Así pues, cabe imaginar el valor de poder detectar un problema en potencia antes de que ocurra, y buscar la solución.

Hay ciertas pruebas que creo que son muy útiles para el diagnóstico y el tratamiento de la grasa en la cintura. Las implicaciones para la salud que se han explicado en el capítulo 3 dejan claro que se trata de algo bastante más grave que un simple problema estético, o de la comodidad de que la ropa encaje. ¿No sería útil saber si la grasa de nuestra barriga provoca cambios en el cuerpo que pueden ser indicio de problemas cardíacos graves? Eso nos daría la oportunidad de prevenir y seguir con más entusiasmo las recomendaciones de este libro, por el bien de nuestra salud.

Por lo tanto, recomiendo las siguientes pruebas básicas:

- Prueba de la tensión suprarrenal.
- Prueba de la resistencia a la insulina.
- Prueba de la alergia a los alimentos.
- Prueba de hongos y parásitos.

Sigue, a continuación, una explicación detallada de estas pruebas.

Prueba de la tensión suprarrenal

La mejor forma de saber con seguridad si se tiene un nivel de cortisol elevado o no es con la prueba de la tensión suprarrenal.

Los análisis de sangre no nos sirven para este fin porque están pensados para detectar enfermedades suprarrenales graves, como el síndrome de Cushing (cuando el cortisol es demasiado alto) y la enfermedad de Addison (cuando el cortisol es demasiado bajo). Pero de hecho no son muy útiles cuando se busca algo más sutil.

Además, el cortisol fluctúa durante el día, y lo ideal es que la concentración sea más elevada por la mañana y más baja por la noche, cuando estamos listos para relajarnos y acostarnos (*véase* el diagrama de la página siguiente). Es más útil estudiar un patrón de conducta del cortisol durante un período de veinticuatro horas para ver si durante todo el día está dentro de los límites normales.

¿Cómo se hace la prueba?

Dado que habría que tomar muestras de sangre cuatro veces al día para conseguir una imagen completa, la prueba se hace con saliva. En el transcurso del día, se recogen, en casa, cuatro muestras de saliva con un aparato especial, y después se envían al laboratorio para su análisis. La prueba mide también el nivel de DHEA (dehidroepiandrosterona), la hormona que intenta compensar muchos de los efectos negativos del cortisol y ayuda a hacer frente al estrés.

Patrón de conducta del cortisol en un período de 24 horas

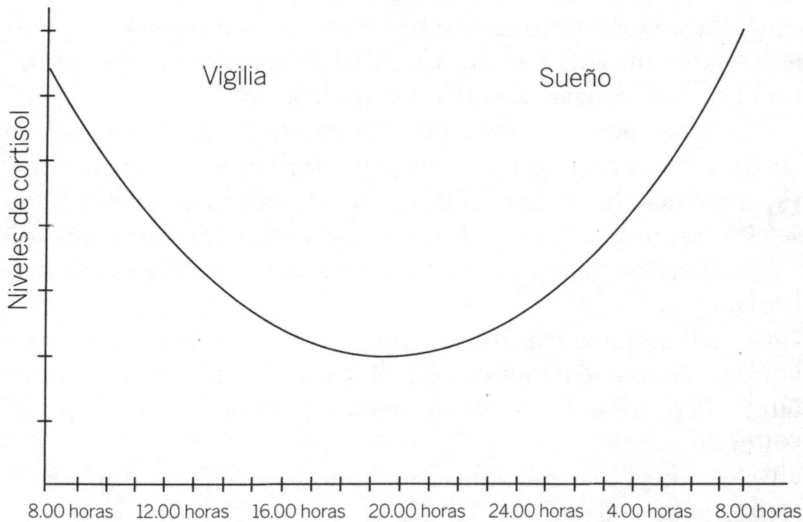

La investigación ha demostrado que la DHEA ayuda a mejorar la memoria, aumenta el nivel de energía y tiene un efecto antipeso porque reduce el tejido graso, el exceso de insulina y la ingesta de alimentos. Y lo que es más importante, parece que la DHEA protege al sistema inmunológico de algunos daños a las células causados por el envejecimiento y la enfermedad. Por eso es importante tener un buen nivel de DHEA, y este nivel se puede comprobar mediante la prueba de la tensión suprarrenal.

Los científicos han estudiado la relación entre la grasa de la cintura y los niveles de cortisol medidos en la saliva. Han descubierto que una concentración elevada de cortisol medida en una muestra tomada a primera hora de la mañana, al despertar, está directamente relacionada con la grasa acumulada en el centro del cuerpo[1].

Además de ser un buen indicador de la grasa en la cintura, otro dato interesante relacionado con el nivel de cortisol y la salud de las mujeres es saber hasta dónde llegan los efectos y por qué es importante controlar el nivel de cortisol, aparte de la motivación estética.

En la actualidad, se está estudiando si el ritmo diurno (diario) de cortisol se puede usar para predecir la supervivencia al cáncer de mama, porque se sabe que el cortisol influye en el sistema inmunológico y en la capacidad de las células asesinas naturales para realizar su trabajo con eficacia[2].

En un estudio se mostró que la medición de los niveles de cortisol durante un día era un predictor válido de la posterior supervivencia hasta siete años después[3], y en otra investigación se está tratando de cuantificar las diferencias entre mujeres con y sin cáncer de mama en relación con sus ritmos diarios de cortisol[4].

Es aconsejable realizar esta prueba, si es posible, antes de seguir las recomendaciones de este libro, y después volver a someterse a la prueba al cabo de tres meses, para de este modo poder ver la diferencia.

(Para más información sobre la prueba de la tensión suprarrenal, *véase* «Recursos», p. 283.)

Prueba de la resistencia a la insulina

Es útil saber si ya se es resistente a la insulina porque, en caso afirmativo, habría que prestar especial atención a las recomendaciones dietéticas del capítulo 4. La condición es reversible si se coge a tiempo.

Como ya sabemos, la grasa en la cintura es un indicio de resistencia a la insulina. Otro indicio son las subidas y bajadas extremas del nivel de azúcar en la sangre durante el día. Por desgracia, estas fluctuaciones pueden derivar en una diabetes tipo 2 (diabetes de aparición tardía) si no se detectan, por lo que es mucho mejor prevenir el problema que esperar a que aparezca por sí solo y tener que resolverlo después.

¿Cómo se hace la prueba?

Para medir la resistencia a la insulina no basta con una simple prueba de la glucosa; hay que medir también el nivel de insulina, porque cuando hay resistencia a la insulina tanto la concentración de glucosa como la de insulina pueden ser elevadas.

La prueba de la resistencia a la insulina es un análisis de sangre en ayunas, lo que significa que hay que tomar la muestra de sangre por la mañana, antes de comer ni beber nada. Se puede utilizar un kit que después se lleva al centro indicado para que lo envíen al laboratorio. Los resultados se entregan con una explicación. El análisis de sangre muestra también el nivel de colesterol HDL *(bueno)* y LDL *(malo)*, los triglicéridos y las VLDL (lipoproteínas de muy baja densidad), porque si hay resistencia a la insulina podrían estar fuera de los límites normales. Si el nivel de LDL y VLDL es alto, puede aumentar el riesgo de aterosclerosis (acumulación de placa en las paredes de la arteria).

Los resultados de un amplio estudio realizado en 2004 en cincuenta y dos países demostraron que un 45 % de los ataques al corazón son causados por un nivel anormal de colesterol y de lípidos (grasa)[5]. Sin embargo, el estudio señala también especialmente que se trata de «factores de riesgo modificables», lo que significa que se puede hacer algo para reducir el riesgo.

(Para más información sobre esta prueba, *véase* «Recursos», p. 283.)

Nota: Si se tienen síntomas como mucha sed y necesidad de orinar con frecuencia es importante consultar a un médico para descartar la diabetes.

Prueba de la alergia a los alimentos

Hay dos tipos de alergia a los alimentos. Una alergia clásica es la que aparece inmediatamente después de haber ingerido (o, a veces, tan sólo después de haber tocado) el alimento en cuestión (cacahuetes, por ejemplo). Un análisis de sangre mostraría en ese momento una alta concentración de anticuerpos IgE y, en casos extremos, este tipo de alergia puede provocar un ataque anafiláctico y puede ser mortal. Se trata de una reacción inmunológica anormal ante un alimento y es esencial que la persona sepa qué productos la causan, para que pueda evitarlos en el futuro.

El otro tipo de alergia, más conocido como *intolerancia*, no es tan fuerte y es más difícil de detectar, aunque también tiene relación con el sistema inmunológico. La mayoría de las reacciones alérgicas de este tipo estimulan la liberación de histamina y otras sustancias que producen inflamación.

En el capítulo 3 se ha visto que las células grasas pueden producir unas sustancias denominadas *citoquinas inflamatorias*, que tienen el efecto de estimular el sistema inmunológico, de modo que las glándulas suprarrenales liberan más cortisol para calmar la inflamación. Ese exceso de cortisol hace que se acumule más grasa, que a su vez libera más citoquinas inflamatorias. Sí, es otro círculo vicioso. Las citoquinas también impiden que la insulina se una a sus receptores, por lo que aumenta la probabilidad de resistencia a la insulina.

El cortisol es un fuerte antiinflamatorio que, como es de esperar, entra en juego cuando hay una reacción alérgica a un alimento concreto. Por eso, cuando se comen alimentos que el cuerpo considera difíciles de digerir, en realidad se está provocando un aumento del cortisol y se está reforzando el mensaje de que conviene almacenar grasa. Por este motivo hay tantas personas que dicen que han perdido mucho peso cuando han eliminado de su dieta productos a los que son alérgicas.

Con el tiempo, la liberación de histamina y demás sustancias inflamatorias alterará la permeabilidad de los intestinos y los *agujereará* para que las moléculas de los alimentos puedan escapar hacia el flujo sanguíneo. Este proceso desencadena una reacción inmunológica porque el cuerpo trata esas partículas de alimentos como sustancias extrañas y empieza a atacarlas. Así es como una persona se vuelve alérgica a sustancias que antes no le ocasionaban ningún problema.

Si se detecta alguno de los siguientes síntomas, además de grasa en la cintura, valdría la pena hacerse la prueba de la alergia a los alimentos, para averiguar qué alimentos y bebidas no tolera nuestro cuerpo:

– abotargamiento;
– exceso de gases (flatulencia);
– diarrea;
– estreñimiento;
– infecciones crónicas;
– problemas en la piel como picor, sarpullidos;
– eccema;
– fatiga;
– dolor en músculos y articulaciones;
– artritis;
– dolor de cabeza/migrañas;
– rinitis (nariz que gotea constantemente);
– problemas sinusales.

¿Cómo se hace la prueba?

La prueba mide la reacción del cuerpo ante doscientos treinta y tres alimentos, condimentos, colorantes, aditivos y bebidas distintos con una simple muestra de sangre. Igual que con la prueba de la resistencia a la insulina.

(Para más información sobre esta prueba, *véase* «Recursos», p. 283.)

Prueba de hongos y parásitos

Por desgracia, los hongos y los parásitos del sistema digestivo también pueden causar una reacción inmunológica y que el cuerpo libere citoquinas para superarla.

Las aftas vaginales persistentes pueden ser uno de los síntomas de candidiasis, pero también existen otros síntomas posibles:

- antojos, sobre todo de azúcar y pan;
- fatiga;
- estómago hinchado con exceso de flatulencia;
- sensación de estar *colocado;*
- ponerse *alegre* con muy poco alcohol.

Los síntomas de infección parasitaria son:

- síndrome del intestino irritable;
- abotargamiento;
- estreñimiento;
- deposiciones líquidas;
- sentirse lleno, especialmente después de comer;
- eructar después de las comidas;
- indigestión;
- ventosidades (flatulencia/gases);
- los intestinos no están *bien* después de un episodio de intoxicación;
- calambres abdominales.

Tanto los hongos como los parásitos causan abotargamiento, que a veces puede ser tan grave como para parecer que se está embarazada de siete meses, con una barriga mucho más abultada de lo que es normal. Por eso, es importante comprobar qué es lo que realmente ocurre en el cuerpo.

Como se puede ver, los hongos y los parásitos provocan síntomas muy parecidos, por lo que es útil hacer una prueba que combine las dos variedades. Por supuesto, siempre es mejor acudir primero al médico si se tienen síntomas físicos, pero si éste no encuentra nada, vale la pena buscar otras causas.

¿Cómo se hace la prueba?

La prueba de hongos y parásitos se realiza con una muestra de deposiciones recogida en casa y enviada al laboratorio en un kit adecuado. Los resultados indicarán si se tienen hongos, como cándida, o parásitos, cuáles son y qué hay que hacer con ellos.

(Para más información sobre esta prueba, *véase* «Recursos», p. 283.)

Aunque en este capítulo se han comentado cuatro pruebas, las dos más importantes en términos de grasa en la cintura son la prueba de la tensión suprarrenal y la de la resistencia a la insulina, porque están directamente relacionadas con el problema que queremos resolver.

Es aconsejable realizar esas dos pruebas primero, antes de hacer nada más, para saber desde qué punto se empieza. Después, se pueden seguir las recomendaciones de este libro durante tres meses y ver qué efectos tiene en la salud en general. A medida que se cambie el estilo de vida y se pongan en práctica los consejos dietéticos del capítulo 4 se comprobará que mejoran otros síntomas que en un principio no tenían nada que ver con la grasa en la cintura. Quizá haya que hacer después la prueba de la alergia a los alimentos, y la de hongos y parásitos si quedan algunos síntomas persistentes que no se van. Pero es muy posible que no sea necesario.

Capítulo 10

Plan de acción para «perder la barriga» (y «encontrar la cintura»)

Éste es el capítulo práctico del libro, el plan personal de acción, el que hay que seguir al pie de la letra durante los próximos tres meses. Aunque se puede empezar por este capítulo directamente, creo que es mucho mejor leer antes el resto del libro, para comprender un poco más la parte *científica* de cómo y por qué la grasa se acumula en el centro del cuerpo. De esta forma, una vez asimiladas las causas y cuando la persona en cuestión ya se muestra totalmente convencida –espero– de que es posible hacer algo al respecto, se puede empezar con el plan.

Los resultados que se obtendrán con este programa serán más sorprendentes si se abarcan a la vez todos los aspectos del mismo, por lo que no hay que empezar si no se está dispuesto y totalmente decidido. Habrá que esforzarse un poco, hasta familiarizarse con los alimentos correctos que hay que comprar, los complementos que hay que tomar y el ejercicio y el estilo de vida adecuados, pero muy pronto se convertirán en hábito.

Esto es como aprender a conducir. Al principio hay que pensar en muchas cosas a la vez (velocidad, cambio de marcha, indicadores, retrovisor), pero no pasa mucho tiempo hasta que todo se hace de forma automática y sin pensar. Cuando se entra en la rutina, se hace sin esfuerzo. Y esto será sólo durante tres meses de nuestra vida, que no es mucho tiempo si tenemos en cuenta los enormes beneficios a largo plazo, no sólo en cuanto al aspecto, sino también en cuanto a la salud. Después de este período de tiempo se puede dejar un poco de margen, tomarlo con más calma y reintroducir algunos de los alimentos y bebidas que se habían dejado.

Por eso, para que ese plan para *perder la barriga* (y *¡encontrar la cintura!*) sea realmente eficaz, hay que abordar cuatro aspectos a la vez:

- Nutrición.
- Complementos.
- Ejercicio.
- Estilo de vida.

Cómo empezar

Mi consejo es ignorar la balanza. El músculo pesa tres veces más que la grasa, por lo que podría ser que se perdiera grasa sin que ello se reflejara en la balanza. Dado que la grasa ocupa cinco veces más espacio que el músculo, el cuerpo cambiará de forma a medida que se pierda grasa y se gane masa muscular, y la mejor manera de ver y registrar esta pérdida de grasa es midiendo el cuerpo.

Por eso, antes que nada, hay que buscar una cinta métrica y tomar las siguientes medidas:

Parte A: justo debajo del pecho, donde termina el sujetador.

Parte B: alrededor de la cintura, por encima del ombligo.

Parte C: sobre la parte más protuberante de la grasa del centro.

Anotar las medidas en la tabla siguiente y repetirlo cada cuatro semanas durante los próximos tres meses.

	Primer mes **Fecha**	**Segundo mes** **Fecha**	**Tercer mes** **Fecha**
Parte A			
Parte B			
Parte C			

Si se tiene una balanza de porcentaje de grasa (o se tiene acceso a alguna en el gimnasio habitual), se puede añadir una columna para medir el porcentaje de grasa cada cuatro semanas.

Nutrición

Éste es el apartado sobre *cómo comer*. No es un régimen, simplemente es un nuevo programa de comida sana para los próximos tres meses. Conviene proponerse seguir el plan al menos en un 80 %, y permitirse un 20 % de margen por buena conducta (¡y debilidad humana!). Nadie es perfecto y simplemente no se puede comer bien el cien por cien de las veces, por lo que no hace falta flagelarse o sentirse culpable. O peor aún, no hay que caer en la clásica reacción de la persona acostumbrada a los regímenes, es decir: «Como ya lo he echado a perder, ya puedo comer todo el paquete de galletas y empezaré de nuevo otro día». Una galleta de vez en cuando no arruinará nada. Sólo es cuestión de seguir las recomendaciones durante la mayor parte del tiempo y hacer lo que se pueda cuando se salga de casa, durante las vacaciones o en las fiestas.

Hay varias estrategias para que este plan funcione, es mi «Plan de alimentación en nueve simples pasos» y se describe con detalle en las páginas 90 y siguientes. En este capítulo me centraré más en cómo llevar a cabo el plan.

Cuándo hay que comer

Comer cada tres horas. De esa forma el cuerpo deja de pensar que pasa hambre (motivo de estrés), se reduce el cortisol (y no almacenará más grasa), se fomenta el metabolismo (la comida es abundante, por lo que el cuerpo no necesita reservar nada) y desaparecen las ansias y los antojos (el nivel de azúcar de la sangre no baja y se va manteniendo estable). Dado que se come con regularidad, nunca se está hambriento, y el apetito queda bajo control. El resultado final es que se quema la grasa, y la mejor noticia es que la primera en desaparecer será la grasa de la cintura.

Para ayudar a que desaparezca el peso de la cintura de la forma más eficiente posible, hay que evitar los hidratos de carbono con fécula después de las seis de la tarde (arroz, patatas o pasta, ni siquiera arroz o pasta integrales).

Estrategias para comer

Realizar tres comidas principales, pero menos abundantes que de costumbre.

Tomar algún tentempié a media mañana y a media tarde.

No tomar hidratos de carbono con fécula a partir de las seis de la tarde.

Truco: Si al despertar por la mañana el nivel de azúcar es bajo, o durante la noche (el corazón late con fuerza y no se puede volver a conciliar el sueño) es muy probable que el nivel de azúcar haya bajado repentinamente y la adrenalina se haya disparado. Comer un pequeño tentempié con fécula (una galleta de avena, por ejemplo) una hora antes de acostarse ayudará a aliviar esos síntomas, hasta que se consiga un total dominio del arte de controlar el azúcar de la sangre durante el día.

Qué se debe comer
(y qué no se debe comer)

Fotocopiar estas normas y pegarlas en la puerta de la nevera.

- Incluir proteínas (vegetales o animales) en todas las comidas.
- Cambiar los hidratos de carbono refinados (harina blanca, arroz blanco, pasta) por hidratos de carbono integrales (centeno, avena, arroz integral, pasta de maíz, quinua).
- Reducir el consumo de patatas y boniatos.
- Eliminar el azúcar y la miel.
- Cambiar el té, el café, la cola por agua mineral, infusiones o café de cereales (de las tiendas de productos naturales).
- Reducir la grasa saturada e incluir alimentos que conten-

gan ácidos grasos esenciales (pescado azul, frutos secos y semillas).
- Añadir especias a los alimentos como clavo, cúrcuma, canela y hojas de laurel, porque se sabe que tienen un efecto positivo en la insulina. Probar de esparcir canela sobre los cereales de las mañanas.
- Eliminar los refrescos con gas.
- Evitar alimentos y bebidas que contengan edulcorantes artificiales.
- Evitar los plátanos y las uvas durante los tres primeros meses.
- Evitar los zumos de frutas (a menos que estén muy diluidos).
- No probar los alimentos etiquetados como bajos en grasa, bajos en caloría o *dietéticos*.
- Reducir la ingesta de carne roja, pollo y productos lácteos de vaca (leche, nata, queso).
- Utilizar yogures naturales vivos orgánicos como único alimento lácteo y, con moderación, queso de oveja y de cabra.
- Comer más pescado y más huevos.
- Comer más legumbres (lentejas, judías, garbanzos) y productos de soja orgánica.
- Comer más frutos secos, semillas, aguacates.
- Eliminar las margarinas y utilizar, en cambio, mantequilla orgánica (pero poca).
- Eliminar el alcohol o, al menos, reducir drásticamente su consumo y dejar sólo el vino o los licores. Cerveza NO.

La lista de la compra

En las páginas 230-244 hay algunas sugerencias de comidas y tentempiés pero, además, quiero demostrar aquí la gran variedad de alimentos que tenemos a nuestra disposición. Este plan no tiene que ser restrictivo en absoluto. Conviene llevar la lista cuando se vaya de compras antes de empezar el plan para hacer acopio de una gran variedad de alimentos y tener mucho para elegir. Seguramente algunos de estos alimentos no se encuentran en los supermercados pequeños, por lo que es mejor acudir a una gran superficie o buscarlos en tiendas de productos naturales.

Frutos secos: Coquitos, almendras, anacardos, pistachos, cacahuetes.

Semillas: De girasol, sésamo, linaza, calabaza.

Legumbres: Soja, judías, *aduki*, garbanzos y alubias. (Si se compran judías cocidas, debe comprobarse que no contienen azúcar ni edulcorantes.)

Pescado: Pescado azul (sardinas, caballa, atún –el atún de lata no contiene mucho omega 3, pero el atún fresco, sí–, salmón, pez espada, arenques, incluso salados y ahumados), pez blanco (bacalao, abadejo, platija, lenguado), marisco (pero cuidado con la cantidad de marisco si ya se tiene un nivel de colesterol alto).

Huevos: Comprar huevos orgánicos de granja.

Lácteos: Yogur natural vivo orgánico, requesón en pequeñas cantidades, queso feta y demás quesos de oveja y de cabra. Utilizar leche de soja orgánica, arroz o avena como alternativas a los productos lácteos.

Cereales: Arroz integral, avena, centeno, quinua (en realidad es una semilla, pero se utiliza como cereal), trigo sarraceno o alforfón (es de la familia del ruibarbo, pero se usa como cereal), mijo, cebada, maíz, trigo integral. (La sensación de abotargamiento será menor si se elimina el trigo, porque es difícil de digerir.)

Vegetales y verduras: Brécol, col, apio, coliflor, coles de Bruselas, espárragos, puerros, cebolla, judías verdes, calabacín, pepino, tomates, setas, rábanos, repollo, nabos, col rizada, lechuga, zanahorias, remolacha, etcétera. Se puede recurrir también a las verduras congeladas.

Fruta: Manzanas, peras, moras, cerezas, frambuesas, arándanos, ciruelas, melocotón, naranjas, kiwi, mandarinas, melón, sandía, piña.

Algas: Buscar copos de *nori* en la tienda de productos naturales. Son ricos en minerales y se pueden utilizar para aliñar el arroz o las verduras.

Alimentos preparados: Sopas en frascos o latas (si es posible, que sean orgánicas, y evitar las que tengan azúcar o edulcorantes artificiales; la sopa de miso instantánea que se vende en supermercados y tiendas de productos naturales es un buen recurso para el mediodía). Salsas para pasta (sin azúcar), *hummus* (orgánico si es posible), *tofu* y *tofu* ahumado, cereales para el desayuno (sin edulcorantes o con zumo de manzana en vez de azúcar). Mermelada sin azúcar (y sin edulcorantes). Conviene llenar el armario con latas de judías orgánicas para utilizarlas como proteína instantánea y una fibra excelente para ensaladas, guisos o revueltos.

Aperitivos: En una buena tienda de productos naturales se encontrarán barras de frutas y otros aperitivos sin azúcar añadido.

Bebidas: Infusiones como la menta, la manzanilla, té rojo Rooibos (té africano que crece de forma natural sin cafeína), café de cereales, zumos de frutas naturales (pero sólo muy diluidos durante los primeros tres meses), agua mineral con gas (que se puede añadir al zumo de frutas). Evitar el té afrutado durante los tres primeros meses y cualquier té que incluya la palabra *aromatizante* en la lista de ingredientes.

DESAYUNO: Qué se debe y qué no se debe hacer

- Arenques naturales o salados y ahumados, sardinas o caballa en filetes, con tomates y champiñones a la plancha. Evitar los arenques con colorante artificial y buscar arenques sin teñir, más dorados, menos rojos o naranjas.
- Pan de centeno con mermelada sin azúcar (de fruta natural, no para diabéticos, de las tiendas de productos naturales) o mantequilla natural (de cacahuete, anacardo o almendras). Evitar las mantequillas de frutos secos elaboradas con aceite de palma porque es una grasa saturada. Lo ideal es moler frutos secos en la mantequilla sin añadir nada más.

- Yogur: yogur natural, vivo, orgánico, con trozos de fruta enteros o triturados para que quede cremoso. Rociar con frutos secos y/o semillas.
- *Muesli:* se puede comprar un buen *muesli* sin azúcar en la tienda de productos naturales. Buscar también versiones sin trigo. Bañar el *muesli* en zumo de manzana o de naranja, o leche de arroz, soja o avena durante veinte minutos (o toda la noche si se desea realmente blando) porque así se descomponen los fitatos del cereal integral y se obtienen más beneficios del alimento. Si el *muesli* no contiene frutos secos o semillas, conviene añadirlos porque son una proteína importante. (*Véase* también la receta de *muesli* casero, a continuación.)

Desayuno: trucos, sugerencias y recetas
(no hay que saltarse nunca el desayuno y conviene tomarlo durante la primera hora después de despertarse por la mañana)

Muesli casero (1 ración)

- Usar ingredientes al gusto, preferiblemente cereales integrales orgánicos, mejor sin trigo.
- 25 g de cada uno o una combinación de copos de avena, arroz, mijo, cebada, centeno o alforfón.
- 1 1/2 cucharadas colmadas de semillas enteras o recién molidas (linaza, calabaza, piñones y/o sésamo).
- 1/2 cucharada de frutos secos enteros o recién triturados (como más le guste) (almendras, anacardos, nueces y/o avellanas).
- Un buen puñado de trocitos de fruta fresca (bayas, kiwi, manzana, etcétera).
- Servir con 200 ml de leche de avena, de arroz o de soja

orgánica, y una cucharada de yogur natural vivo orgánico de cabra o de vaca, si se desea.

Arranque proteínico (1 ración)

Mezclar lo siguiente:

- 150 g de una combinación de bayas congeladas (fresas, arándanos, frambuesas, grosella negra, moras) u otras frutas al gusto.
- 1/2 plátano (sólo si ya han transcurrido los primeros tres meses).
- 150 ml de leche de arroz, avena o soja, o agua.
- 1 cucharada colmada de almendras y semillas molidas (sésamo, calabaza, linaza, piñones).
- 1 cucharada de aceite de linaza.

Huevo revuelto, escalfado o hervido

Servir con una rebanada de pan integral de centeno, una galleta de avena o una galleta de arroz, alforfón o sin trigo. Adornar con tomate y hierbas frescas.

Tortillas para el desayuno (1 ración)

- Batir 2 huevos con 2 cucharadas de leche vegetal.
- Calentar 1 cucharadita de aceite de oliva orgánico en una sartén pequeña y, cuando esté caliente, verter la mezcla de los huevos. Remover con cuidado y luego plegar la mezcla.
- Cuando la mezcla se haya casi solidificado, añadir un relleno de tomate, cebolla, pimiento rojo o vegetales que hayan sobrado de la noche anterior, aliñados con hierbas secas.

Complemento de bayas (1 ración)

Mezclar lo siguiente:
– 250 g de yogur natural, vivo, orgánico
– 2 cucharadas de bayas (mezcla)
– 1 cucharada de semillas/frutos secos triturados
– 1 cucharada de aceite de linaza

Judías orgánicas con salsa de tomate, sin azúcar

Servir con pan de centeno o de otros tipos sin trigo.

Sugerencias para el almuerzo

- Caballa ahumada y ensalada.
- Sofrito (con poco aceite) de las sobras de la noche anterior, con arroz integral.
- Pan de pita integral relleno con *hummus* (puré de garbanzos) y verduras. (Utilizar el pan de pita sólo si ya han transcurrido las cuatro primeras semanas.)
- Sopas de miso instantáneas (se encuentran sólo en tiendas de productos naturales) con ensalada de judías.
- Atún y ensalada de arroz integral.
- Pasta de maíz (se encuentra en supermercados y tiendas de productos naturales) con atún o judías.
- Guacamole con palitos de verdura cruda o galletas de avena.
- Arroz integral al curry, con vegetales y frutos secos.
- Quinua con verduras fritas (con poco aceite).
- Salmón o paté de salmón ahumado con ensalada.
- Sardinas a la plancha sobre pan de centeno.
- Sardinas (en lata) sobre una tostada de pan de centeno con tomate.

ALMUERZO: Qué se debe y qué no se debe hacer

Hay que intentar que la comida de mediodía contenga una porción de proteínas y no más de media porción de hidratos de carbono con fécula, como arroz integral, maíz o pasta con verduras, y una o dos porciones de hortalizas o verduras crudas o cocidas.

Sopas: Deben contener siempre una proteína, por lo que conviene elegir sopa de pescado o de legumbres con una rebanada de pan de centeno o una galleta de avena; otra opción deliciosa es la sopa de zanahoria y anacardos.

Cena

Ensaladas

Empezar con una base de hortalizas, como lechuga, pepino, tomate y cebolleta, y después añadir algo de lo siguiente:

- aguacate, uva roja, jengibre rallado y semillas de alcaravea;
- judías germinadas y maíz tierno;
- manzana, apio, legumbres y nueces picadas;
- judías rojas, maíz dulce y judías verdes;
- aguacate, *tofu* y piña;
- remolacha, piña, ciruelas deshuesadas, nueces picadas y zumo de limón;
- zanahoria rallada, pasas, naranja y semillas de calabaza con aliño de miel y mostaza;
- arroz integral cocido, maíz dulce, judías con aliño de hierbas;
- arroz integral cocido, zanahoria rallada, apio cortado a dados, rábanos cortados y semillas de girasol;
- salmón escalfado, alcaparras y zumo de limón;

- atún, apio y arroz integral cocido;
- atún, mezcla de legumbres, naranja, anacardo y aliño francés;
- mijo cocido, pimienta roja, apio, menta picada, cebollinos y perejil;
- col roja, cebolla, manzana, pasas con zumo de limón o de naranja.

CENA: Qué se debe y qué no se debe hacer

Si es posible, hay que evitar los hidratos de carbono con fécula en esta comida hasta que se haya perdido el peso de la cintura. Tomar una porción de proteínas con dos porciones de hortalizas y verdura cruda o cocida. Variar las verduras para que las comidas sean más interesantes, y cambiar también los métodos de cocción (al vapor, asadas, fritas con aceite de oliva y en poca cantidad). Utilizar hierbas y especias (ajo, limoncillo, jengibre, *tamari*, limón, *miso*, cúrcuma, canela, etcétera) para conseguir sabores distintos.

Aliños para la ensalada

Evitar los aliños envasados porque suelen contener azúcar. Es mucho más barato (y más sano) prepararlos en casa.

Aliño francés simple: Mezclar 4 cucharadas de aceite de oliva, 4 cucharadas de zumo de limón, una pizca de hierbas secas y 1 diente de ajo fresco.

Mayonesa de *tofu:* Mezclar una porción de *tofu* orgánico de 275 g, 1 cucharada de zumo de limón, 1/2 cucharadita de mostaza en polvo. Añadir lentamente 200 ml de aceite (usar una mezcla de aceite de oliva y de girasol) y batirlo a máxima potencia. Guardar la mayonesa en la nevera, en un recipiente con tapa. Aromatizar con ajo, hierbas, cebolla picada o salsa de tomate sin azúcar.

Aliño de yogur: Añadir algunas hierbas o pepino a dados y menta picada al yogur vivo, orgánico, natural.

Aliño de *tofu* y limón: Mezclar una porción de *tofu* de 275 g con 2 cucharadas de zumo de limón fresco, 2 cucharadas de aceite de oliva y 1 diente de ajo o cebollinos frescos.

Aliño de aguacate: Mezclar el zumo de 1 limón, 1 aguacate grande, sal y pimienta. Añadir aceite de oliva y/o leche de soja hasta conseguir la consistencia deseada.

Platos calientes

- Verduras sofritas al vapor con *tofu* y anacardos tostados.
- *Risotto* de verduras y legumbres.
- Guiso de legumbres, verduras y *tofu*.
- Pimientos, berenjenas o calabacines rellenos con arroz integral, piñones y pasas.
- Zanahorias, coco y arroz integral.
- *Sushi* con arroz integral.
- Gambas sofritas al vapor con poco aceite, cebolletas y anacardos con arroz integral.
- Curry de lentejas y verduras, o chile con arroz integral.
- Pescado a la plancha con tomate y pesto.
- Pasta de maíz y espinacas, o pasta de arroz con verduras y salsa de tomate.

Nota: Para sofreír al vapor, verter aceite de oliva y agua en una cacerola y cocer a fuego alto, con el recipiente tapado, para que se haga el vapor. Este método impide que el aceite llegue a temperaturas muy elevadas, con las que la grasa se deteriora y puede ser perjudicial para la salud.

Comidas rápidas

- 200 g de atún (escurrir muy bien el aceite, o utilizar atún al natural, sin aceite), 4 sardinas, 225 g de gambas, ensalada de lentejas o mezcla de legumbres, servido con una gran ensalada de hortalizas al gusto. Utilizar 1/2 cucharada de aceite de linaza como aliño. 1 ración.
- Tortilla de 2 huevos orgánicos (setas y puerro, hierbas, ajo, tomate y calabacín rallado), servida con una gran ensalada variada. Utilizar 1/2 cucharada de aceite de linaza como aliño. 1 ración.
- *Falafel* (croquetas de garbanzos) y ensalada variada sobre pan integral de centeno tostado.
- Ensalada tibia de caballa (1 ración). Asar 50 g de filetes de caballa durante 6-7 minutos para calentarlos. Servir encima de una ensalada variada de 1/2 aguacate maduro, deshuesado, pelado y cortado en rodajas; 1 mango maduro, deshuesado, pelado y cortado en rodajas, y hojas de diversos tipos de lechuga. Cubrir con semillas de girasol tostadas.
- Gambas sofritas o *tofu* orgánico con una selección de verduras sofritas. Usar 1/2 cucharada de aceite de oliva para sofreír. Añadir salsa de soja *tamari* y una mezcla de hierbas al gusto.
- Ensalada griega (1 ración). Cortar hojas de varios tipos de lechuga, tomate, pimientos, pepino y aceitunas, y 110 g de queso feta cortado a dados. Servir con aliño de yogur.
- Salmón o caballa al horno (1 ración). Colocar 110 g de filetes de salmón o caballa en una fuente de horno, rociar con aceite de oliva, sazonar con pimienta negra y colocar una rodaja de limón encima. Hornear durante 20-30 minutos a 190 °C. Servir con ensalada variada.
- Ensalada de *tofu* con verduras variadas (1 ración). Picar y combinar 25 g de col roja, 25 g de flores de brécol, 1 zanahoria mediana, 1 tronco de apio, 1 cebolleta con 75 g de *tofu* ahumado o cortado a dados.

Nota: Si se quiere utilizar el *tofu* crudo, hay que ponerlo siempre en agua hirviendo durante unos minutos (para escaldarlo) y dejarlo enfriar.

- Sopa casera de verduras con lentejas o legumbres variadas.
- Galleta de avena untada con paté de caballa, o pasta de *tofu* o atún.

Para la pasta de tofu: Mezclar 275 g de *tofu*, 1 cucharada de puré de tomate, 1/2 cucharadita de granos de ajo, una pizca de albahaca seca y unos granos de pimienta negra recién molida, hasta conseguir una pasta suave.

Para la pasta de atún: Hervir a fuego lento 2 zanahorias grandes picadas (o una mezcla de zanahoria y chirivía), junto con una cebolla picada, en muy poca agua hasta que queden blandas y el líquido se haya reducido a 2 cucharadas. Picar bien y agregar una lata pequeña de atún (escurrido).

- *Hummus* (puré de garbanzos) casero hecho con una lata de garbanzos orgánicos, escurridos y lavados. Triturar los garbanzos con el zumo de 2 limones y 1 cucharada de aceite de oliva prensado en frío. Colar la pasta y añadir 1/2 o 1 cucharadita de ajo fresco, 110 g de semillas de sésamo molidas y 1-2 cucharadas de *tahini*. Mezclar bien, hasta que quede una pasta espesa. Añadir un poco de agua si es necesario. Guardar en la nevera.
- Paté de legumbres con una galleta de avena (muy rápido, sólo requiere un poco de preparación). Dejar en remojo durante toda la noche un puñado de legumbres variadas. Cocer durante 1-2 horas, hasta que estén blandas. Escurrir, enjuagar y chafarlas con un tenedor. Añadir un poco de cebolleta y ajo picados si se desea, 1 cucharada de aceite de oliva prensado en frío y 1 cucharada de *tahini*. Se puede añadir también mayonesa orgánica. Rociar con hierbas y pimienta negra y mezclar.
- Fríjoles y ensalada de berros.
- Salmón silvestre con verduras y arroz integral.
- Verduras sofritas con arroz integral, gambas y nueces.

Sugerencias y recetas de platos principales

Hamburguesas de legumbres (4 raciones)

- 450 g de legumbres secas variadas (se puede comprar un surtido de legumbres ya preparadas en el supermercado)
- 1 cucharada de perejil fresco recién picado
- 2 cucharaditas de estragón seco
- 1 huevo batido
- 1 diente de ajo picado
- Pimienta negra recién molida, al gusto
- 1 cucharada de aceite de girasol
- 1 cebolla picada

Dejar las legumbres en remojo durante toda la noche. Cambiar el agua y llevar a ebullición. Hervir a fuego lento durante dos horas.

Precalentar el horno a 180 ºC.

Cuando las legumbres estén blandas, escurrirlas y colocarlas en un bol. Triturarlas. Añadir el perejil, el estragón, el huevo batido, el ajo y la pimienta negra, y mezclar.

Calentar el aceite en una sartén y freír la cebolla a fuego lento durante dos o tres minutos. Añadir la cebolla a las legumbres y mezclar.

Formar las hamburguesas con la pasta y colocarlas sobre una fuente de horno engrasada.

Hornear durante quince o veinte minutos o hasta que estén doradas. Darles la vuelta a media cocción. Servir con ensalada o brécol al vapor.

Sofrito de gambas y verduras (4 raciones)

- 1 cucharada de aceite de oliva
- 110 g de cebolla picada
- 110 g de flores de brécol
- 110 g de zanahorias, cortadas en forma de palillos

- 110 g de puerros, cortados a tiras
- 225 g de gambas peladas
- 50 g de calabacín, cortado a tiras
- 110 g de hojas chinas, a trocitos
- 1 cucharada de jengibre rallado
- 1 paquete pequeño de judía germinada
- 1 manzana, sin el corazón y cortada a dados
- 1 cucharada de zumo de limón

Calentar el aceite en un *wok* o una sartén grande.

Freír la cebolla hasta que quede blanda.

Añadir el brécol, las zanahorias, el puerro, y cocer durante tres minutos.

Añadir las gambas, el calabacín, las hojas chinas, el jengibre, las judías germinadas, la manzana y el zumo de limón, y cocer durante dos minutos más.

Servir con una ensalada.

Pinchos de pescado y verduras (4 raciones)

- 450 g de pescado (rape, salmonete, vieiras, chipirones, langostinos crudos)
- 225 g de tomates *cherry*
- 150 g de champiñones
- 1 pimiento rojo, sin semillas y cortado en dados
- 1 pimiento verde, sin semillas y cortado en dados
- 3 calabacines pequeños cortados en dados de 2,5 cm
- 30 ml de aceite de oliva
- 30 ml de zumo de limón
- 2 cucharadas de albahaca fresca picada
- Pimienta negra molida

Cortar el pescado en trocitos.

Ensartar el pescado, los tomates y las verduras en los pinchos, alternándolos.

Mezclar el aceite, el zumo de limón, la albahaca y la pimienta negra.

Mientras, calentar la barbacoa o el grill, verter la marinada sobre los pinchos y cocerlos hasta que estén listos (unos, diez minutos).

Servir con ensalada o verduras al vapor o asadas.

Crujiente de pescado y puerro (4 raciones)

- 4 puerros medianos
- 2 piezas de pescado blanco al gusto
- 850 ml de agua
- Un puñado pequeño de granos de pimienta
- 2 cucharaditas de mejorana seca
- 3 cucharadas de arruruz
- 150 ml de leche de soja
- Sal al gusto

Para la cobertura:

- 225 g de copos de mijo
- 75 g de frutos secos (nueces, anacardos, almendras)
- Sal
- 50 g de mantequilla orgánica

Precalentar el horno a 180 ºC.

Cortar y picar los puerros no muy finos. Colocar el pescado y los puerros en una cacerola gruesa con el agua, los granos de pimienta y la mejorana.

Llevar al punto de ebullición y dejar hervir a fuego lento de diez a quince minutos, o hasta que el pescado esté cocido.

Sacar el pescado de la cacerola y dejarlo enfriar.

Mezclar el arruruz con la leche de soja y añadir la mezcla al líquido de la cocción. Remover bien y dejar que siga hirviendo, hasta que quede una salsa espesa.

Sazonar al gusto con la sal. Colocar el pescado en la fuente para horno y verter encima el jugo con los puerros.

Para preparar la cobertura, combiene picar los copos de mijo y mezclarlos con los frutos secos, la sal y la mantequilla orgánica.

Verter sobre la mezcla de pescado y los puerros, y cocer al horno durante treinta minutos, hasta que quede ligeramente dorado. Servir con ensalada o verduras al vapor.

Kedgeree (4 raciones)

- 175 g de abadejo (no ahumado), en filetes y sin piel
- 75 g de arroz integral
- 30 ml de yogur natural vivo, orgánico
- $^{1}/_{2}$ pimiento verde, sin semillas y picado
- 1 cebolla picada muy fina
- Un ramito de perejil, picado
- Pimienta negra recién molida
- 2 rodajas de limón para guarnición

Cubrir el pescado con agua en una cacerola plana. Calentar un poco y cocer a fuego lento unos ocho o diez minutos. Sacar el pescado y desmenuzarlo.

Hervir el arroz en el agua sobrante en la cacerola, siguiendo las instrucciones del envase. Es posible que sea necesario añadir más agua. Escurrir el arroz y mezclarlo bien con el pescado, el yogur, el pimiento verde, la cebolla y el perejil.

Calentar un poco, removiendo sin parar.

Sazonar el preparado con pimienta, y servir con la guarnición de limón.

Nota: Dado que contiene arroz, es mejor tomar este plato durante el almuerzo en vez de en la cena.

Filetes de *tofu* con semillas (4 raciones)

- 175 g de puerros
- 110 g de zanahorias
- 110 g de setas
- 1 cucharadita de aceite de oliva
- 1 cucharadita de orégano

- 50 g de copos de alforfón o mijo
- 225 g de *tofu*, bien triturado
- 30 ml de *tahini*
- 30 ml de salsa *tamari*
- Sal y pimienta al gusto
- 40 g de semillas de sésamo

Picar los puerros muy finos, rallar la zanahoria y cortar los champiñones. Colocar el aceite en una cacerola de fondo grueso y calentar. Añadir las hortalizas y saltear durante unos ocho minutos.

Apartar del fuego, añadir el orégano, los copos de alforfón o de mijo, el *tofu*, el *tahini*, el *tamari*, y sazonar con sal y pimienta. Remover la mezcla y dejarla enfriar unos minutos.

Dividir la mezcla en ocho porciones y moldear cada una en forma de bola. Pasar cada una de las bolas por un recipiente con semillas de sésamo, hasta que queden bien cubiertas. Aplanarlas y darles forma de filete.

Asar o freír durante unos cinco minutos por cada lado.

Servir el plato acompañado con ensalada o verduras de temporada al vapor.

Tentempiés

Comer pequeños aperitivos nutritivos a media mañana y a media tarde, entre comidas, ayudará a estabilizar el azúcar de la sangre. Si es posible, debe incluir siempre una proteína.

- Una manzana con cuatro almendras.
- Apio, zanahoria o brécol crudos mojados en *hummus*.
- 145 g de yogur natural vivo, orgánico (con semillas o fruta fresca, opcional).
- Fruta fresca con 1/2 cucharada de semillas de calabaza o girasol.
- 1/2 aguacate comido con una cucharita; añadir *hummus* si se desea.
- Verduras crudas picadas con salsa de *tofu* o *tahini*.

Para preparar la salsa de tofu, *mezclar:*

- 75 g de *tofu*
- 1/2 aguacate maduro
- 1/2 diente de ajo, pelado y triturado
- 2 cebolletas, cortadas muy finas
- 2 cucharadas de perejil picado
- 1 cucharadita de salsa *tamari*
- 75 ml de leche de soja, avena o arroz (o la que se necesite para obtener la consistencia deseada)
- Pimienta negra al gusto

- 1 galleta de avena con paté de caballa, con pasta de semillas de girasol, pasta de frutos secos, *tahini* o *hummus*.

Para preparar el paté de caballa, mezclar:

- 50 g de filetes de caballa ahumados
- 75 g de yogur natural vivo, orgánico
- 1 cucharada de zumo de limón
- Piel de limón rallada
- Pimienta negra al gusto

- Un puñado de nueces y pasas (hay que asegurarse de que se comen más nueces que pasas).
- Palitos de zanahoria y pepino con *hummus* (que no sea bajo en grasa, porque la grasa del *hummus* es un ácido graso esencial que viene del *tahini* o pasta de sésamo; es buena para el cuerpo, y no queremos que nos la quiten).
- Palitos de apio con manteca de cacahuete.
- Bol pequeño de yogur natural vivo orgánico, solo o con bayas.
- Galletas de avena o de centeno con *hummus* o *taramasalata* (paté de huevas de pescado), que no sea la versión rosa brillante; hay que buscar una que sea natural (de color rosa bastante pálido).
- Un puñado de frutos secos y semillas. Preparar el surtido deseado comprando bolsas grandes de semillas de calabaza, pipas, piñones, semillas de linaza y de sésamo, y mezclándolas en cantidades iguales en una fuente de horno. Se

pueden hornear ligeramente a fuego medio hasta que estén un poco tostadas. Sazonar con *tamari* (salsa de soja sin trigo), enfriar y guardar en un recipiente hermético.

Comer fuera de casa

Italiano: Evitar la pasta y la pizza. Elegir pescado, verduras, ensaladas, aguacates y mozzarella.

Hindú: Evitar el arroz y el pan *naan*. Elegir platos con gambas, verduras y legumbres (como garbanzos).

Chino: Evitar el arroz y los fideos. Elegir platos de pescado, huevos y verduras.

Tai: Evitar el arroz y los fideos. Elegir platos de pescado y verduras, y buscar los curries de *tofu*.

Hay que pedir siempre que cambien los hidratos de carbono de cada plato por verduras o ensalada, y evitar la bandeja de pan al principio de la comida. Si se come tarde por la noche, se debe tomar un tentempié adicional (a la hora habitual de la cena) para evitar que un bajón del azúcar de la sangre nos lleve a elegir comida inapropiada.

Si se come en casa de alguien, se pueden pedir más verduras y ensalada con la parte de proteína de la comida, y evitar las patatas y el arroz, o tomar una ración más pequeña.

Postres

Durante los primeros tres meses, es mejor no tomar fruta después de la cena porque contiene mucha fructosa y es preferible evitarla antes de irse a la cama. Si apetece un postre después de comer, sobre todo los fines de semana, es mejor tomar un yogur natural orgánico y añadirle alguna fruta de baya o de otro tipo. También se puede comer manzana al horno (aunque es mejor no habituarse a cocer las manzanas porque son demasiado ácidas); se saca el corazón y se rellena de frutos secos, pasas y canela. Por otra parte, se puede intentar hacer un pastel de alforfón relleno con una mezcla de bayas (utilizar harina de alforfón –aunque, en realidad, es una verdura y no un cereal–, un huevo y leche vegetal).

Más adelante...

Una vez transcurridos los primeros tres meses y cuando ya se haya estilizado la cintura, será más seguro ampliar la variedad de alimentos y empezar a reintroducir los hidratos de carbono, como el arroz integral, en la cena. El capítulo 11 ofrece varias sugerencias para mantener la figura. También se pueden seguir las recomendaciones de mi libro *Natural Alternatives to Dieting*, que explica cómo seguir comiendo de manera sana para mantener el peso que se desea.

Estudio de un caso real

Echemos una ojeada al estilo de vida de una mujer que cree que está haciendo todo lo necesario, pero que aún no ha logrado eliminar la grasa de su cintura. Después demostraré lo simple que puede ser cambiar los hábitos de alimentación para conseguir perder el máximo de grasa posible.

¡Socorro, tengo grasa en la cintura!

He hecho régimen y ejercicio durante toda mi vida en un patético intento de adelgazar. La única vez que me sentí satisfecha con mi cuerpo fue a los veinte años, cuando llevaba una vida muy poco saludable: padecía mucho estrés, fumaba y salía de fiesta en fiesta.

Sin embargo, después de tener tres hijos, mi torso es un desastre. Los músculos de mi estómago se han separado y no volverán a su sitio. Están fuertes, pero sencillamente no pueden plegarse en el centro. A pesar de la dieta y el ejercicio, después de mi segundo hijo no pude eliminar la nueva grasa de mi barriga (parece que he desarrollado una nueva zona de grasa, arriba, bajo el pecho), y la situación empeoró durante el tercer embarazo; aunque sigo una dieta de lo más sana y ando mucho, nunca he tenido cintura. Incluso cuando era adolescente llevaba tejanos de hombre porque mi tronco era una línea recta y no se me marcaba la cintura, por lo que ya no aspiro precisamente a tenerla delgada. Pero sé que cuando gano peso se me acumula todo en esa parte, e incluso en los viejos tiempos en que perdí peso fue en el pecho y el estómago.

Pero ya basta. Tengo cuarenta y un años, tuve a mis hijos a finales de los treinta, y sé que ésta es, en parte, la causa. El estrés también es un factor importante. Cuando trabajaba todo el día, mi vida era de lo más estresante; pasé casi tres años combinando la maternidad con los transbordos y la jornada completa, y el recuerdo de ese estrés todavía me causa escalofríos.

Sin embargo, desde hace cinco años trabajo en casa, como autónoma, y muy tranquila. Sí, tengo tres niños revoltosos como todos, y trabajo a tiempo parcial, pero no lo cambiaría por nada, y duermo muy bien.

Sigo una dieta muy sana, con mucha fruta y verduras, y alimentos integrales desde hace dos años. Siempre he hecho ejercicio, ya sea correr, ir al gimnasio o salir en bicicleta de montaña.

Normalmente, mis hábitos de comida son como los de un monje, pero mi pecado es terminar lo que dejan los niños (no soporto desperdiciar nada) y picar siempre algo en casa por las tardes. He intentado evitar el azúcar, y parece que es útil con mis tentempiés de la tarde.

Sospecho que tengo algún tipo de resistencia a la insulina (he notado que si tomo azúcar puedo tener grandes bajones de energía unas horas después, con la sensación de que he cogido gripe o algo), y es posible que también alguna intolerancia al trigo (flatulencia) y los lácteos (unos eructos fantásticos).

Pues ésta es la historia. Aquí se presentan algunos ejemplos de la dieta típica de esta mujer, seguidos, en cada caso, de mis sugerencias: simples cambios que podrían realmente ayudar a su cuerpo a deshacerse de la grasa en la cintura.

Día 1

Qué comió y bebió

7.00	Levantarse
7.30	Una taza de té con leche
8.00	Copos de maíz con leche y una cucharada de azúcar por encima
11.00	Café con leche
12.30	Bocadillo de queso
13.00	Bolsa de nueces y pasas
16.00	Café con leche
18.00	Manzana
20.00	Coliflor gratinada con queso, judías verdes, un vaso de vino, dos melocotones
22.00	Una taza de té Rooibos con leche
23.00	Acostarse

Qué hizo mal

El primer problema con la comida y la bebida del primer día es que la jornada empieza con un cañonazo de cafeína y leche (que contiene lactosa, el azúcar de la leche), después de toda una noche sin comer, que no deja de ser un ayuno, de modo que el cuerpo recibe un estímulo directo y... allá van el azúcar de la sangre y el cortisol. Esta mujer ha sentado la base de su fracaso ya desde el inicio del día. Su cuerpo ha recibido el mensaje de que debe almacenar el alimento como grasa, en vez de quemarlo como energía. Al cabo de media hora, llega una gran ayuda: el azúcar de los copos de maíz, que seguramente contienen bastante disfrazado de sucrosa o glucosa, y una cucharada extra por encima. El bocadillo de queso del mediodía tiene demasiados hidratos de carbono en comparación con la proteína del queso, y además, el pan es blanco, elaborado con harina refinada, por lo que se digerirá a gran velocidad y provocará un aumento de la insulina. No come mucho, ni se da ningún atracón de chocolate, pero su cuerpo almacena todo lo que encuentra.

Día 1 alternativo para «perder la barriga»

7.00	Levantarse
7.30	Taza de agua caliente con una rodaja de limón (es desintoxicante para el hígado) o una infusión de menta o té Rooibos (sin leche, o bien con leche de soja, arroz o avena durante los primeros tres meses)
8.00	*Muesli* sin azúcar (complementado con semillas) con leche de soja, arroz o avena y una taza de té Rooibos, o bien una infusión de menta o manzanilla
11.00	Café de cereales con leche de soja orgánica, calentada y espumosa, y una manzana
13.00	Bocadillo de pan de centeno con atún y ensalada o, aún mejor, ensalada (con quinua) y *hummus*
16.00	Café de cereales o infusión, y un puñado de frutos secos
18.00	Manzana
20.00	Coliflor gratinada con queso, judías verdes, un vaso de vino, dos melocotones
22.00	Una taza de té Rooibos sin leche
23.00	Acostarse

Día 2

Qué comió y bebió

7.30	Levantarse
8.00	Dos tazas de té con leche
8.30	Desayuno comercial de cereales con leche
12.00	Taza de café

13.00 Zanahoria, tomate, pimiento rojo con *hummus* y una rebanada de pan integral (con semillas)
14.00 Taza de té con una mandarina *satsuma*
16.00 Barra de chocolate
17.00 Taza de té
17.30 Albóndigas, arroz blanco, salsa de puré de verduras
20.00 Tres vasos de vino, una bolsa de patatas fritas y un puñado de ciruelas pasas
23.00 Acostarse

Qué hizo mal

De nuevo, empieza el día enviando un mensaje equivocado a su cuerpo, pero esta vez el efecto es peor porque son dos tazas de té. El otro problema es el ayuno de más de cuatro horas, desde la 13.00 hasta las 17.30 de la tarde, interrumpido sólo por la cafeína (del té y del chocolate), el azúcar y una mandarina. No deben transcurrir nunca más de tres horas sin comer. El cuerpo de esta mujer cree que está siendo atacado debido a los espacios de tiempo que transcurren sin recibir un alimento adecuado, junto con los efectos estimulantes de lo que toma, que harán que se liberen las hormonas del estrés. Por desgracia, los tres vasos de vino, la bolsa de patatas y las ciruelas pasas no son una buena combinación en términos de concentración de azúcar en la sangre, y no es apropiado tomarlos por la noche antes de acostarse porque juntos elevan el azúcar y el nivel de insulina, y dado que la digestión es más lenta durante la noche, hacen que el cuerpo almacene más grasa. El problema empeora porque no hay proteínas (ni animales ni vegetales) para mitigar el efecto de acumulación de grasa.

Día 2 alternativo para «perder la barriga»

7.30 Levantarse
8.00 Taza de agua caliente con limón y una taza de té Rooibos o infusión de menta con leche de soja, arroz o avena

8.30	*Muesli* sin azúcar y con leche de soja
12.00	Café de cereales y una manzana
13.00	Zanahoria, tomate, pimiento rojo con *hummus* y una rebanada de pan de centeno (con semillas)
14.00	Té Rooibos con una mandarina
16.00	Bolsa de frutos secos y pasas, o una galleta de avena con mantequilla de frutos secos
17.00	Taza de té Rooibos
17.30	Una porción de pescado, sin arroz (al menos durante los tres primeros meses, después se puede comer arroz integral), salsa de puré de verduras (sin azúcar) y hortalizas como brécol o zanahorias
20.00	Un solo vaso de vino los fines de semana durante los tres primeros meses, ensalada de fruta fresca, con frutos secos y semillas, y un yogur vivo natural, orgánico, o un plato de sopa (envasada, o sopa de *miso* instantánea, si se tiene prisa)
23.00	Acostarse

Día 3

Qué comió y bebió

7.00	Levantarse
7.30	Taza de té
8.00	Tostada de pan blanco con margarina
9.30	Taza de té
10.30	Taza de té
11.30	Taza de té
12.00	Pollo, calabacín, judías picantes con brécol
13.00	Dos mandarinas
13.30	Taza de café
17.00	Vaso de zumo
17.30	Plato muy pequeño de espaguetis a la boloñesa (que los niños han dejado), seis patatas fritas
18.00	Una pera
21.00	Una mazorca de maíz (con un poco de aceite de oliva),

dos tercios de una caja de fresas, veinte galletas pequeñas de trigo orgánico
22.00 Taza de té Rooibos
23.00 Acostarse

Qué hizo mal

El día empieza igual (un ayuno de doce horas seguido de un cañonazo de cafeína). Luego, una tostada de hidratos de carbono refinados y las transgrasas de la margarina. Después de la tostada, hay un vacío de cuatro horas (una hora de más), salpicado con tres descargas de cafeína. El cuerpo empieza a pensar que vuelve la escasez de comida y pasará hambre, por lo que inicia la respuesta del estrés; las hormonas se ven estimuladas por el té. A esto hay que añadirle la tensión que genera correr detrás de los niños. La descarga de azúcar que llega con el vaso de zumo no es una buena opción. La comida de las cinco y media es pequeña, pero contiene muchos hidratos de carbono con fécula procedentes de los espaguetis blancos y las patatas. Cuando se sienta para comer bien a las nueve, el alimento que elige no contiene ninguna proteína de las que se necesitan para mantener estable el azúcar de la sangre. Seguramente, por ese motivo, no puede controlar su consumo de galletas.

Día 3 alternativo para «perder la barriga»

7.00 Levantarse
7.30 Taza de agua caliente con limón
8.00 *Muesli* sin azúcar y con leche de soja, o una tostada de centeno con mantequilla orgánica
9.30 Taza de té Rooibos
10.30 Infusión de menta con frutos secos
12.00 Pollo (o mejor aún pescado), calabacín con judías picantes con brécol
13.00 Dos mandarinas
13.30 Taza de café de cereales

17.00 Vaso de zumo de naranja natural diluido, con una galleta de avena y *hummus* (proteína de los garbanzos en el *hummus*)
17.30 Plato pequeño de pasta de maíz con salsa de espaguetis y atún
18.00 Una pera con un puñado de frutos secos
21.00 Una mazorca de maíz (con un poco de aceite de oliva), rodajas de *tofu* frito con salsa de soja *tamari* (se emplean 5 minutos) o un huevo revuelto, ensalada pequeña
22.00 Té Rooibos
23.00 Acostarse

Comparación de comidas

Para obtener una comparación entre las comidas que se hacen ahora y lo que se debería comer, se puede consultar en «Recursos» (p. 283) o entrar directamente en el sitio web *www.naturalhealthpractice.com/fataroundthemiddle* y averiguar cómo se puede elaborar un programa a medida.

Días de descanso

Como he dicho antes, este plan para *perder la barriga* en tres meses funcionará si se sigue al pie de la letra en un 80 %. Pero como todos somos humanos, he intentado hacerlo más fácil incluyendo unos días de *descanso* para que se pueda comer y beber lo que se quiera.

- Al final del primer mes, un día de descanso.
- Durante el segundo mes, un día de descanso cada dos semanas.
- Durante el tercer mes, un día de descanso a la semana.

Al tener permiso para descansar, se elimina la sensación de culpa que provoca el *salirse del camino*. También es posible que, entonces, no apetezca descansar. No hay como que nos digan que no podemos hacer algo, para tener aún más ganas de hacerlo. Por eso, cuando nos dicen que podemos comer lo que queramos, a veces descubrimos que, en realidad, no nos apetece tanto como creíamos.

Complementos

La complementación es una parte integral del programa. Creo firmemente que la combinación correcta de complementos (*véase* capítulo 5) mejorará lo que se está consiguiendo con el nuevo plan de alimentación, y hará que los cambios dietéticos sean mucho más eficaces.

Este programa intensivo debe seguirse sólo durante un período de tres meses; después, se puede pasar a un programa de mantenimiento para *ir tirando*. Puede costar un poco recuperar los hábitos saludables, pero por el precio de un corte de pelo se obtiene una gran sensación de bienestar y un gran aumento de la posibilidad de gozar de buena salud en el futuro.

Cómo elegir los complementos

No hay más que entrar en cualquier farmacia, supermercado o tienda de productos naturales, para que nos invada una inmensa selección de complementos. Puede llegar a ser profundamente frustrante tener que elegir entre ellos. Cuando se trata de comprar complementos, mi opinión es que se obtiene aquello por lo que se paga. Siempre aconsejo a mis pacientes que compren los de más calidad.

Conviene que los complementos sean de buena calidad para conseguir la máxima absorción. Las cápsulas (a ser posible, con recubrimiento vegetal en vez de gelatina) son preferibles a las pastillas porque suelen rellenarse sólo con los nutrientes esenciales, mientras que las pastillas pueden incluir una gran cantidad de excipientes y agentes aglutinantes.

Los complementos minerales como el calcio deberían ser en forma de citatos, ascorbatos o polinicotinatos, que el cuerpo absorbe más fácilmente. Conviene evitar los cloruros, los sulfatos, los carbonatos y los óxidos porque no se asimilan fácilmente y los complementos minerales en este formato pasan por el cuerpo sin ser absorbidos.

Cuando se elijan los aminoácidos, conviene tener en cuenta la diferencia entre dos formas distintas: L- o D-; por ejemplo, L-arginina o D-arginina. La forma L- corresponde a los que se encuentran en la naturaleza, mientras que las formas D- son sintéticas. Hay que adoptar las formas L- porque son las que se parecen más a los aminoácidos de los alimentos. Los aminoácidos deben tomarse siempre en ayunas.

Programa personal de complementos

El objetivo es controlar el nivel de hormonas del estrés manteniendo en equilibrio el azúcar de la sangre y vigilando las situaciones de estrés cotidiano. Los complementos permitirán que el cuerpo lo haga de forma más eficiente y dentro de nuestro plazo de tiempo de tres meses.

Hay que tomar cada día lo siguiente	Cantidad
Cromo	200 µg
Cinc	15 mg
Vitamina E (tocoferoles diversos)	300 UI
Manganeso	5 mg
Magnesio	300 mg
Vitamina B_1	25 mg
Vitamina B_2	25 mg
Vitamina B_3	25 mg
Vitamina B_{12}	25 µg
Biotina	35 µg
Ácido fólico	200 µg
Vitamina B_5	50 mg
Vitamina B_6 (en forma de piridoxal-5-fosfato)	25 mg
Gingseng siberiano	100 mg
Coenzima Q10	25 mg
Ácido alfalipoico	100 mg
Extracto de té verde	50 mg

Aminoácidos	Cantidad
N-acetil cisteína	500 mg
L-carnitina	200 mg
L-tirosina	200 mg
L-arginina	200 mg
L-glutamina	200 mg
Isoleucina	100 mg
Leucina	100 mg
Valina	100 mg
Vitamina C (en forma de ascorbato) con bioflavonoides	1.000 mg
Aceite de pescado omega 3	1.000 mg
*Rhodiola rosea**	250 mg

* Es aconsejable si se vive con mucho estrés.

Ejercicio

El enfoque más eficaz para el ejercicio para perder la grasa de la cintura es un ataque en dos frentes, con ejercicios aeróbicos y de entrenamiento con pesas. Así se conseguirán los mejores resultados en el menor tiempo posible.

Nota: Si no se ha hecho nada de ejercicio durante un tiempo, es mejor consultar a un médico antes de iniciar un programa de ejercicios.

La mejor forma de realizar ejercicio aeróbico

Programar unas cuatro sesiones de treinta minutos de ejercicio aeróbico continuo cada semana y elegir algo que resulte agradable para no dejarlo al segundo día. Puede ser caminar de prisa, bailar, nadar, correr o una clase de ejercicio dirigido. El objetivo es forzar un poco la respiración, pero sin llegar al extremo de que no se pueda mantener una conversación. Si se puede hablar mientras se hace ejercicio significa que todavía se está recibiendo bastante oxígeno y, por lo tanto, se quemará una mayor proporción de grasa.

Para aprovechar al máximo el ejercicio aeróbico hay que variar la intensidad con lo que los expertos denominan *entrenamiento a intervalos*. Si se sale a caminar a paso ligero, por ejemplo, hay que elegir un punto entre dos árboles o dos postes y caminar muy de prisa (o correr) sólo aquella distancia, reduciendo el ritmo para recuperarse después. Se repite el proceso, forzando un poco más cada vez. Si se camina sobre una cinta de marcha, se puede elegir un programa de entrenamiento a intervalos, que varíe la intensidad, o adaptar la velocidad y la inclinación para quedar sin aliento de forma periódica. Después, volver a la normalidad una vez más para recuperarse antes de volver a ganar velocidad.

Por ejemplo, según el nivel de forma en que se empiece, en una cinta de marcha se podría:

- empezar a caminar a 6 km/h o a un nivel que sea cómodo;
- al cabo de un minuto, aumentar la velocidad a 6,5 km/h;
- al cabo de un minuto, aumentar a 7,0 km/h;
- al cabo de un minuto, aumentar a 7,5 km/h;
- al cabo de un minuto, aumentar a 8,0 km/h;
- al cabo de un minuto, aumentar a 8,5 km/h;
- al cabo de un minuto (es decir, después de cinco minutos en total), volver a 6 km/h;
- al minuto siguiente, volver a incrementar la velocidad a 6,5 km/h, y así sucesivamente.

El objetivo debe ser mantener este proceso durante veinticinco o treinta minutos.

Variando la velocidad y los intervalos a medida que se va adquiriendo resistencia, el cuerpo se mantendrá alerta, es decir, quemará grasa. Eso también puede ayudar a que una simple caminata sobre una cinta sea como un reto y algo más interesante.

La mejor forma de hacer pesas

Además de las cuatro sesiones de treinta minutos de actividad aeróbica cada semana, hay que hacer dos o tres sesiones de treinta minutos de entrenamiento con pesas/resistencia. Quizá parezca demasiado, pero se pueden combinar fácilmente los treinta minutos de cada tipo de ejercicio en una sesión de una hora. Si se consigue hacerlo tres veces a la semana, sólo habrá que añadir un paseo de treinta minutos el fin de semana.

Después del entrenamiento con pesas, es importante dar a los músculos la oportunidad de recuperarse y repararse, por lo que no es una buena idea entrenar el mismo grupo de músculos cada día. El cuerpo desarrolla masa muscular cuando se descansa (¡y quema grasa!), por lo que si se ha trabajado muy duro con una parte del cuerpo, hay que permitir que esa parte descanse al menos cuatro días. Lo mejor es concentrarse en la parte superior del cuerpo durante una sesión, y en la parte inferior en la siguiente, para que cada grupo muscular tenga tiempo de recuperarse.

Siempre es preferible llevar a cabo la parte de resistencia antes que el ejercicio aeróbico, para no agotar la musculatura y tener fuerzas para levantar las pesas adecuadamente. La mejor hora para hacer ejercicio es a primera hora de la mañana, porque es cuando el cuerpo tiene más tendencia a quemar la grasa almacenada. Conviene tomar algún tipo de proteína (frutos secos o ensalada de atún) al cabo de media hora de haber realizado el ejercicio (ya sea aeróbico o con pesas). La proteína alimenta los músculos usados durante el entrenamiento y ayuda a recuperarlos.

Entrenamiento con pesas en casa

El mercado ofrece muchísimos vídeos de gimnasia muy buenos (pero hay que asegurarse de que se adquiere uno elaborado por un experto y no por un famoso). Quizá eso nos anime a trabajar con pesas o con bandas de goma elásticas, que son baratas y se pueden comprar en casi cualquier tienda de deportes.

A continuación indico algunos ejercicios de resistencia que se pueden realizar en casa utilizando como pesas una botella de agua de un litro o un paquete de arroz... integral, claro. (¡Es broma!)

Cuando se trabaja con pesas, la técnica es realmente importante; si no se hace bien, se estará perdiendo el tiempo y el esfuerzo, e incluso puede ser perjudicial para el cuerpo. Puede ser útil realizar los ejercicios ante un espejo para asegurarse de que se están haciendo correctamente.

Si se utilizan las pesas por primera vez, hay que empezar siempre con un peso ligero y aumentar de forma gradual. El objetivo es levantar el peso doce veces (repetición) y hacer tres grupos de ejercicios (series). Se sabrá que se utiliza el peso correcto si cuesta acabar la tercera serie y tan sólo se llega a ocho o diez repeticiones. Si se puede hacer más de doce, es que el peso es demasiado ligero. Hay que dejar un minuto de descanso entre series. Se comprobará que se gana fuerza en seguida, por lo que tan pronto como la tercera serie resulte demasiado fácil, hay que aumentar el peso o la resistencia.

Levantamiento de pesas por encima de la cabeza

Qué se trabaja: brazos y hombros.

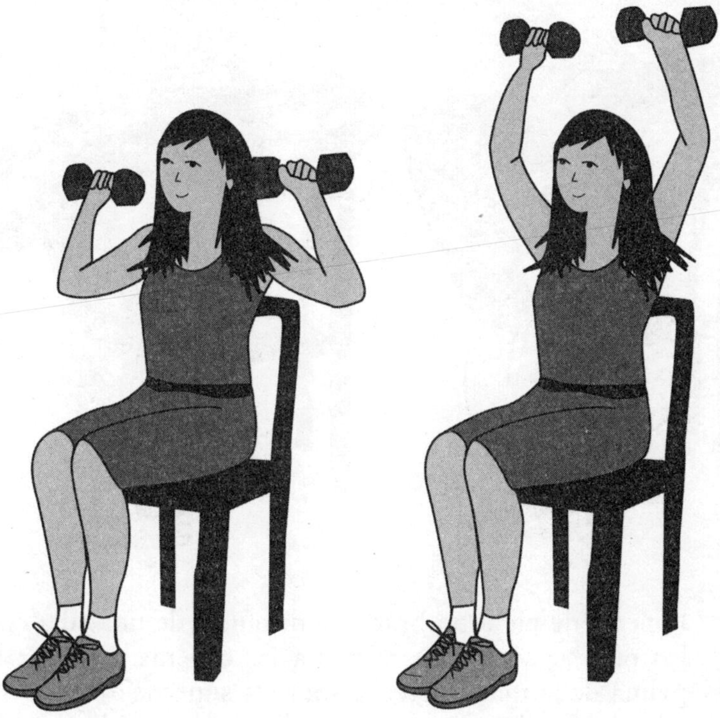

1. Sentarse en una silla con los pies planos en el suelo. Sostener un peso en cada mano, a la altura de las orejas. Las palmas mirando hacia delante, y los codos, hacia fuera.
2. Levantar las pesas hacia arriba y hacia dentro, con un movimiento suave, hasta que queden por encima de la cabeza, con los brazos casi estirados y los codos un poco plegados. Bajar las pesas despacio, hasta la posición de inicio.

Consejo para su seguridad: El tronco no debe inclinarse hacia delante; hay que mantener la espalda erguida, los hombros rectos y el pecho alto.

Desarrollo de tríceps

Qué se trabaja: dorso del antebrazo.

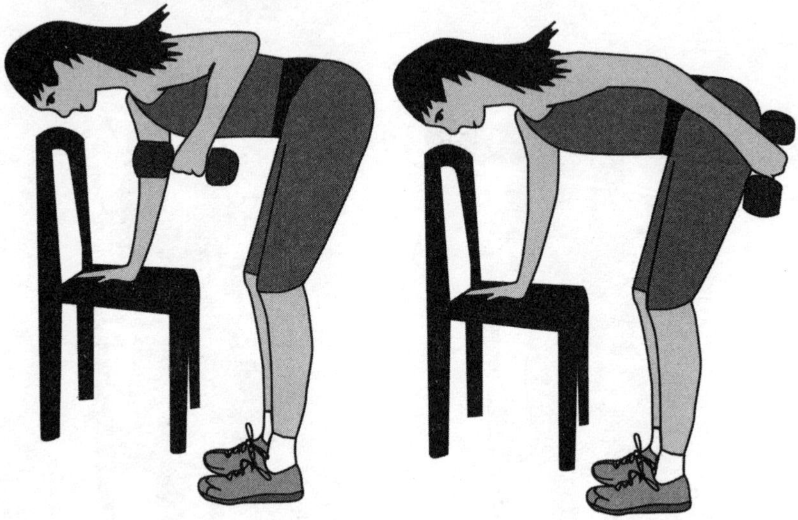

1. Ponerse de pie a un brazo de distancia de una silla con los pies separados, paralelos a las caderas. Colocar la palma de la mano derecha sobre la superficie del asiento y doblar ligeramente las rodillas para que la espalda quede paralela al suelo. Empezar con el codo izquierdo plegado, y el brazo, paralelo al suelo.
2. Sin mover el antebrazo, tensar el brazo izquierdo, levantando la pesa hacia atrás y hacia arriba, hasta la cadera, y hasta que el brazo quede totalmente estirado y paralelo al suelo (sin bloquear el codo). Mantenerlo en esa posición; después, muy despacio, devolver el brazo a la posición inicial. Completar las doce repeticiones y cambiar de brazo.

Consejo para su seguridad: Comprobar que la espalda se mantiene recta y paralela al suelo. No hay que levantar un hombro más que otro.

Contracción de bíceps alterno

Qué se trabaja: brazos y hombros.

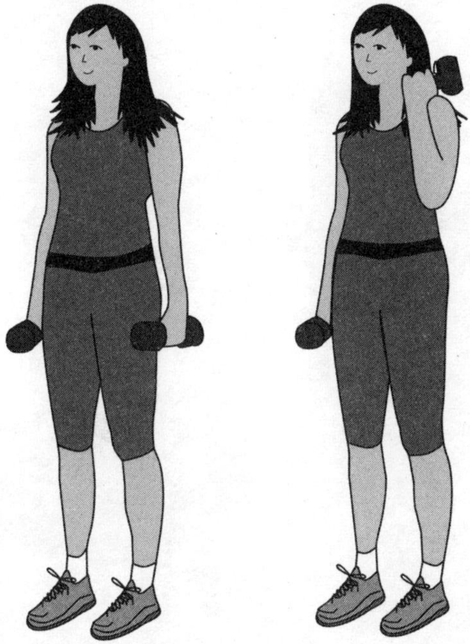

1. De pie, con las piernas rectas pero sin bloquear las rodillas, y los pies separados, paralelos a las caderas, sostener una pesa en cada mano, con los brazos junto al cuerpo y las palmas mirando hacia dentro.
2. Sin mover el antebrazo, doblar el codo izquierdo y levantar la pesa hacia el hombro. Cuando llegue al hombro, girar la palma de la mano para que mire hacia atrás. Mantener la posición; después, bajar lentamente. Repetir el ejercicio con el brazo derecho y alternar los dos lados durante la serie.

Consejo para su seguridad: No doblar la espalda. Hay que mantenerla erguida en todo momento. Los codos deben quedar pegados al cuerpo, no por delante del tronco.

Levantamiento de pesas sobre banco

Qué se trabaja: pecho, hombros y el dorso de los brazos.

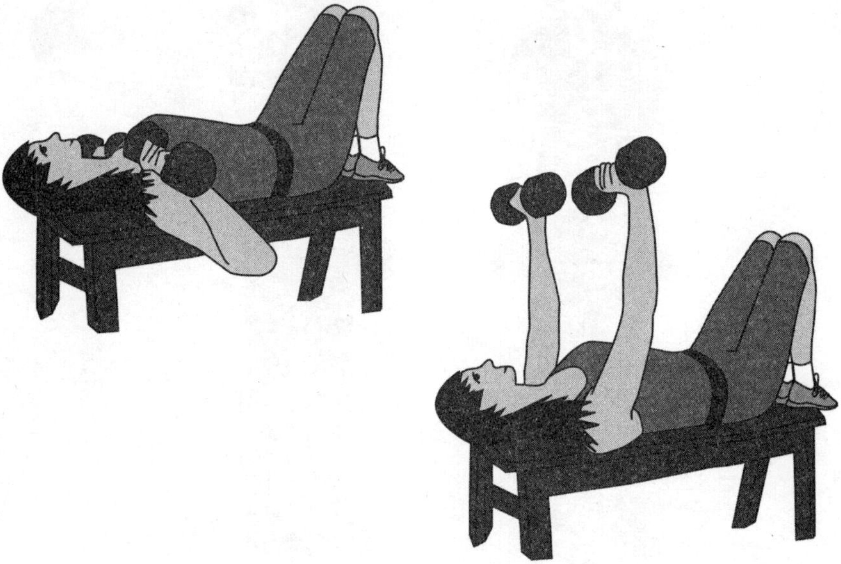

1. Tumbarse de espaldas sobre un banco con las rodillas dobladas. Sostener una pesa en cada mano a la altura del pecho, con las palmas mirando hacia arriba, y los pies y los codos hacia fuera.
2. Levantar las pesas hacia arriba, sin bloquear los codos, hasta que queden por encima de la clavícula. Después, bajar despacio hasta la posición de inicio, sintiendo cómo se estiran los músculos del pecho a medida que los codos descienden por debajo del nivel del banco.

Consejo para su seguridad: La cabeza debe descansar sobre el banco en todo momento. No deje que las pesas se vayan hacia atrás; levántelas con un gesto suave.

Levantamiento de un solo brazo

Qué se trabaja: espalda.

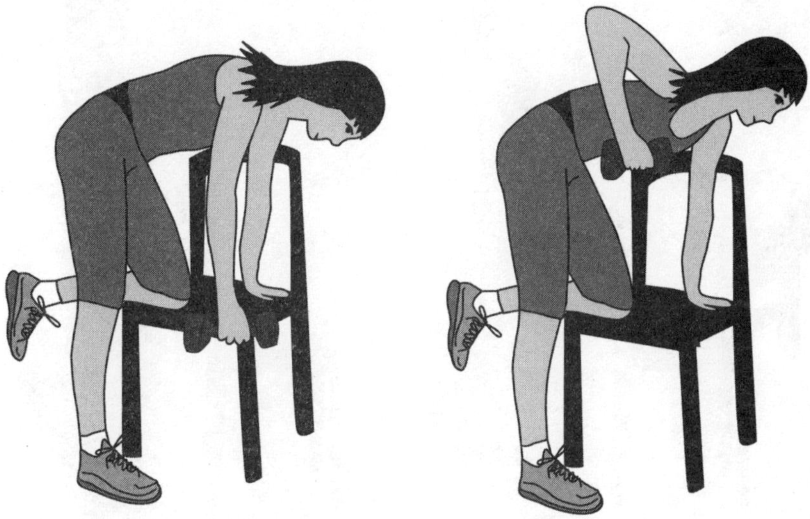

1. Colocar el pie derecho plano sobre el suelo y la rodilla izquierda sobre un asiento plano. Inclinarse hacia delante y descansar la mano izquierda sobre el banco; la espalda, paralela al suelo. Coger una pesa con la mano derecha, manteniendo el brazo colgando y estirado, la palma mirando hacia el cuerpo, y el pulgar, hacia delante.
2. Levantar el codo hasta que la pesa quede paralela al cuerpo. Mantener la posición y después bajar hasta la posición de inicio. Una vez completado el número de repeticiones previstas con el brazo derecho, seguir las mismas instrucciones con el izquierdo.

Consejo para su seguridad: No se puede mover ninguna otra parte del cuerpo que no sea el brazo que se trabaja. Mantener la espalda plana y evitar curvarla.

Estiramiento de pantorrilla

Qué se trabaja: músculos de la pantorrilla.

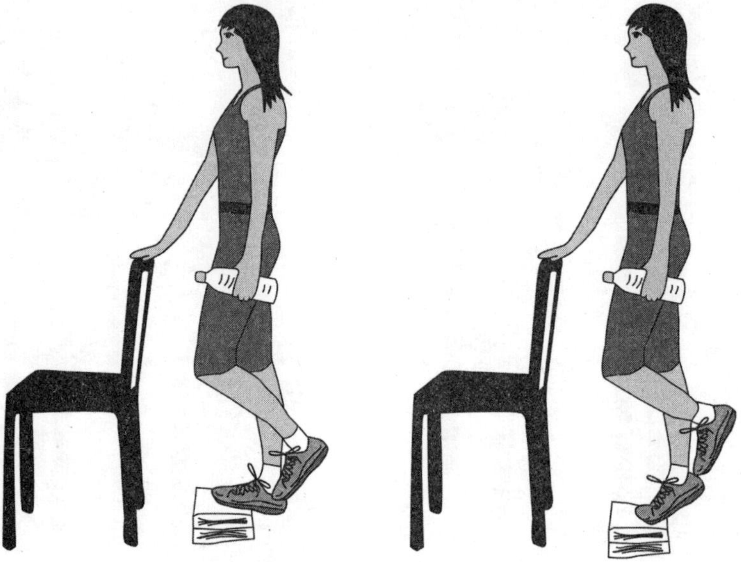

1. Apoyarse con la mano derecha en el respaldo de una silla para mantener el equilibrio, y aguantar un peso con la mano izquierda, con la palma mirando hacia dentro. Sostenerse sobre la parte anterior de la planta del pie derecho, sobre un peldaño o un par de libros gruesos. Levantar el pie izquierdo y engancharlo detrás de la pantorrilla derecha. Bajar el talón derecho tanto como sea posible, sintiendo cómo se estira la pantorrilla.
2. Con el músculo de la pantorrilla, sostenerse sobre la punta de los dedos del pie derecho. Hacer una pausa en esa postura, y volver lentamente a la posición inicial. Repetirlo el número de veces previsto. Cambiar de piernas y de manos, y seguir las mismas instrucciones.

Consejo para su seguridad: Apoyar el peso correctamente sobre la parte anterior de la planta del pie. No inclinarse hacia delante; mantener la espalda erguida.

Flexiones alternas

Qué se trabaja: piernas.

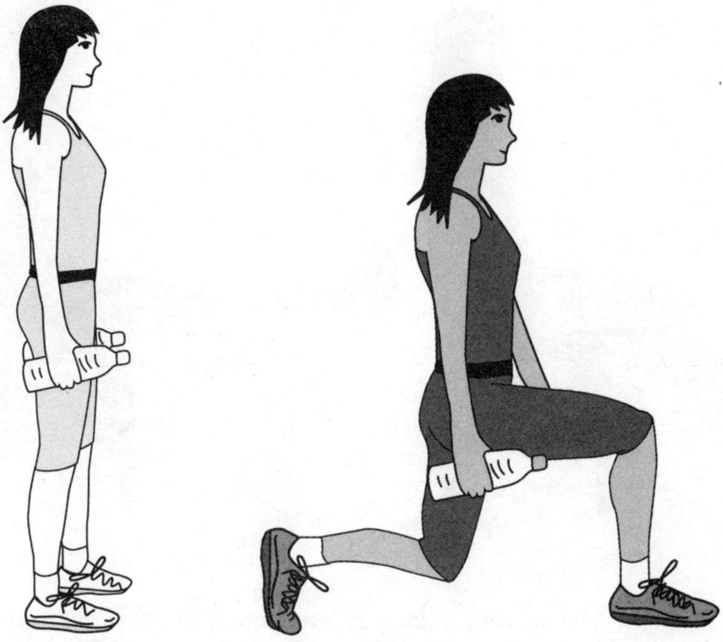

1. Colocarse de pie, con los pies separados paralelos a los hombros y un peso en cada mano.
2. Dar un paso con el pie derecho y bajar el tronco hasta que la rodilla quede por encima del pie y el muslo paralelo al suelo. La pierna izquierda debe quedar estirada hacia atrás, con la rodilla ligeramente doblada y el talón izquierdo mirando hacia arriba. Hacer una pausa y empujar con la pierna derecha hacia atrás para volver a la posición inicial. Repetir el ejercicio con la pierna izquierda.

Consejo para su seguridad: Asegurarse de que la rodilla de delante no avanza hasta más allá del pie, porque habría demasiada tensión en la articulación de la rodilla.

Extensión de piernas con libro

Qué se trabaja: muslos.

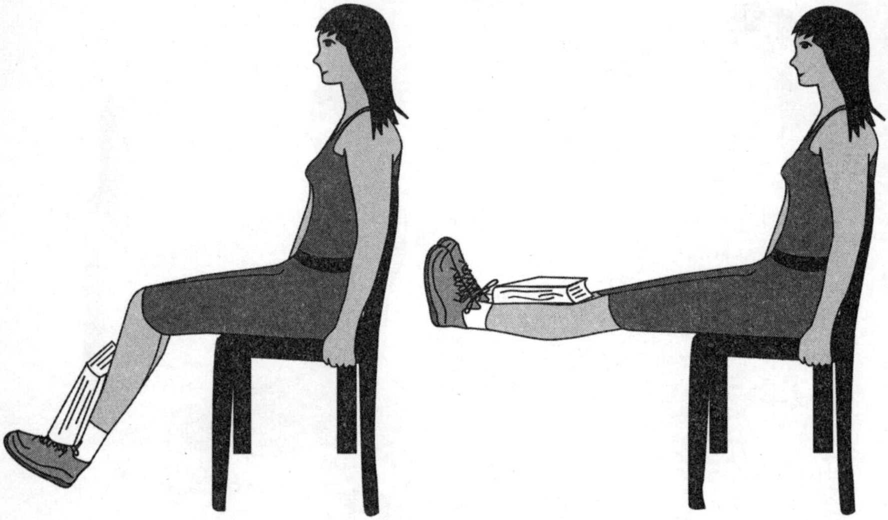

1. Sentarse en una silla o en un banco con las piernas un poco separadas. Colocar un libro grueso (una guía de teléfonos, por ejemplo) sobre las espinillas y evitar que se caiga levantando los pies hacia arriba. Mantener el equilibrio agarrándose con las manos en la base del asiento.
2. Levantar las piernas hasta que queden estiradas hacia delante. Flexionar los cuádriceps en el punto de máxima tensión, antes de bajar las piernas hacia el suelo. No hay que dejar que los talones se apoyen en el suelo entre repeticiones, y se deben mantener siempre a unos centímetros del suelo para asegurarse de que la tensión sea continua.

Consejo para su seguridad: Mantener la espalda erguida en todo momento.

La silla invisible

Qué se trabaja: muslos y nalgas.

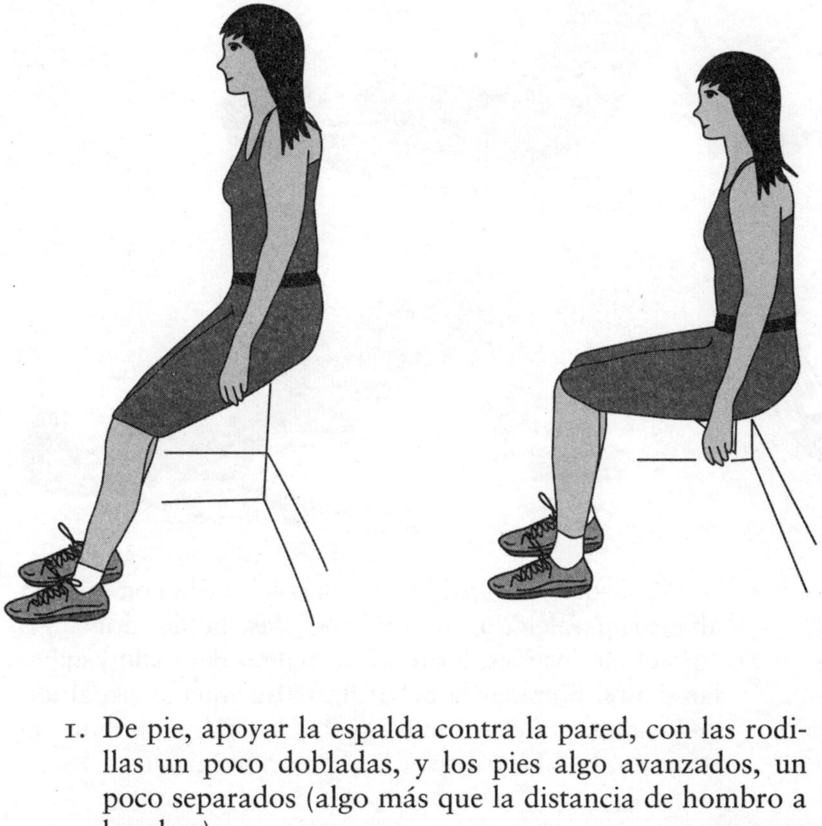

1. De pie, apoyar la espalda contra la pared, con las rodillas un poco dobladas, y los pies algo avanzados, un poco separados (algo más que la distancia de hombro a hombro).
2. Lentamente, bajar el tronco de modo que los muslos queden paralelos al suelo y las rodillas por encima de los pies. Mantener la posición mientras sea posible.

Consejo para su seguridad: No dejar que las rodillas sobrepasen los dedos de los pies, ya que se ejercería demasiada presión sobre las articulaciones.

Apretón de nalgas

Qué se trabaja: nalgas.

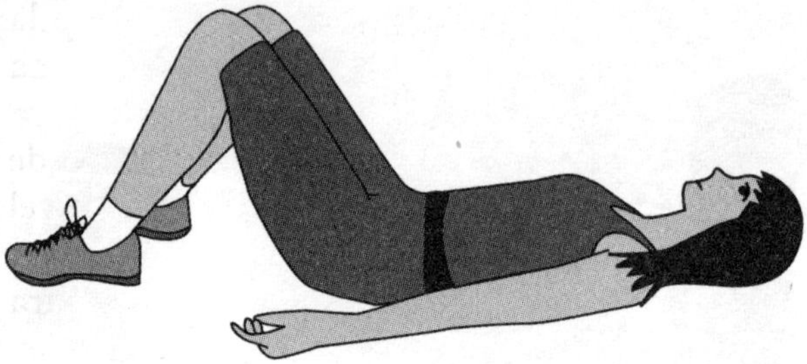

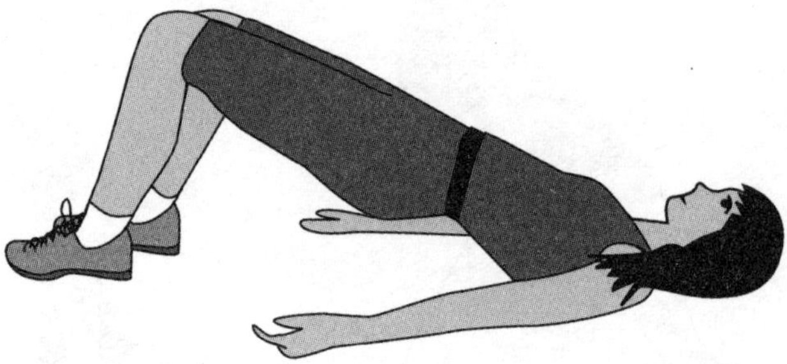

1. Tendida sobre la espalda en una colchoneta con los pies abiertos paralelos a los hombros y las rodillas dobladas.
2. Apretando los pies, levantar las nalgas del suelo y exhalar el aire. Empujar la pelvis hasta que quede a la altura de los muslos y el tronco. Apretar las nalgas durante un segundo. Inhalar y volver a la posición inicial.

Estos ejercicios están pensados como fase preliminar. Hay muchos otros que se pueden hacer para cada parte del cuerpo, y también se pueden utilizar máquinas en el gimnasio. Las máquinas de remar y las elípticas multifunción también son buenas porque trabajan la parte superior e inferior del cuerpo a la vez. Conviene seguir las instrucciones adecuadas al utilizar la máquina de remar porque si la técnica no es correcta se puede crear mucha tensión en la espalda.

Estilo de vida

Ésta es la parte del plan de acción dedicada a luchar contra el estrés. Para algunas personas puede ser la parte más fácil, y para otras será la más difícil. Pero es tan importante como la nutrición, los complementos y el ejercicio si se quiere tener una cintura esbelta y gozar de buena salud.

Como se ha explicado en el capítulo 7, eliminar el peso de la cintura depende, en general, de si se puede reducir el nivel de hormonas del estrés, sobre todo de cortisol. Por eso hay que realizar una profunda revisión de los hábitos cotidianos para ver qué se puede controlar y qué no.

Hay que reflexionar sobre si se puede incorporar algún cambio fundamental. Quizá revisar los objetivos y las expectativas, o aprovechar mejor el tiempo. Se pueden consultar las sugerencias de las páginas 185 y siguientes para ver si se pueden realizar algunos ajustes, y encontrar ideas para la relajación. Conviene recordar que esta parte del plan es crucial para que las demás funcionen.

Técnica de relajación rápida

Cuando el tiempo apremia y se está con nervios y prisas, conviene intentar esta técnica de relajación. Se tarda sólo un minuto, y vale la pena, aunque parezca que no se puede perder tiempo. Con esta técnica se comprobará que el tiempo puede multiplicarse.

- buscar un lugar tranquilo y sentarse cómodamente en una silla con los pies planos en el suelo y la espalda erguida;
- cerrar los ojos;
- colocar la mano derecha sobre la barriga, sin apretar, y la izquierda encima de la derecha;
- respirar profundamente y, a la vez, repetir esta frase mentalmente, incorporando el nombre al principio: «Ana, el próximo minuto de tu tiempo transcurrirá como si fueran

treinta minutos de relajación. Sí, Ana, cuando hayas acabado esta sesión habrás recibido los beneficios de treinta minutos de relajación»;
- realizar una inspiración muy profunda y visualizar cómo la manecilla del reloj casi se detiene;
- pensar: «Ana, tu mente está en paz»;
- imaginarse en una bañera llena de agua caliente y aromática. Sentir que el agua caliente libera la tensión de los músculos;
- al inspirar decir: «Puedo»;
- al espirar decir: «Soltarme»;
- al inspirar decir: «Estoy»;
- al espirar decir: «Relajada»;
- visualizar la manecilla del reloj volviendo a la velocidad normal;
- abrir los ojos y realizar un estiramiento.

Mantenimiento

Cambiar los hábitos de alimentación, añadir complementos, seguir un programa de ejercicios y eliminar el estrés de la vida cotidiana no será fácil durante las primeras semanas. Este plan de cuatro puntos es una empresa considerable, y constituye un cambio de vida significativo. Pero hay que perseverar. Habrá días en los que no se podrá resistir la tentación de una barra de chocolate, o un vaso de vino, en los que el estrés será demasiado fuerte, en los que lloverá a cántaros y la idea de salir a caminar resultará tan atroz como un enema. Pero hay que seguir.

Ir al gimnasio

Puede ser una buena idea apuntarse a un gimnasio. Los monitores iniciarán a los principiantes en un programa básico adecuado para el nivel de forma de cada cual y les ayudarán a progresar a medida que la forma mejore. Quizá las matrículas sean caras, por lo que conviene buscar las ofertas especiales (algunos realizan campañas una vez al año y bajan las cuotas drásticamente). También vale la pena pedir algunas invitaciones para probar si gusta o no antes de formalizar la matrícula. Si no resulta agradable, lo más seguro es que se abandone al cabo de unas semanas, y se habrá perdido el dinero.

También los centros municipales que organizan clases de gimnasia son una buena opción. Ofrecen una buena relación calidad/precio y normalmente no exigen matrícula.

Si, como muchas personas, se es socio de un gimnasio sin apenas ir, conviene hacer el esfuerzo de ir y pedir que nos ofrezcan un nuevo programa a medida. Explicar al monitor/a lo que pretendemos conseguir y pedirle que elabore un programa que se adapte a nuestra capacidad y estilo de vida.

Si realmente queremos cambiar la forma de nuestro cuerpo, incluso se puede considerar la idea de pagar a un entrenador personal, aunque sólo sea durante la primera fase intensiva de tres meses. Puede resultar caro, pero es mucho más motivador, y la atención personal aumenta las probabilidades de conseguir un resultado positivo. Se puede pensar en ese gasto como si fuera una inversión en nuestra salud y felicidad a largo plazo, no como un capricho. (También se puede rebajar el coste compartiendo las sesiones con una amiga. En realidad, el hecho de ir con alguien más aumenta las posibilidades de éxito porque se crea un estímulo adicional para las dos.)

Después de los primeros días sin azúcar ni estimulantes es posible que se sufran dolores de cabeza y algún que otro resfriado o gripe. La nariz puede empezar a gotear y se siente dolor en las piernas. En realidad, es una buena señal. El cuerpo empieza a desintoxicarse y elimina las toxinas y los residuos que ha ido acumulando durante mucho tiempo. Una vez transcurridos esos primeros días, se empezará a notar una sensación de bienestar que no se había sentido desde hacía mucho tiempo (prometido). Una carrera suave en un día soleado puede hacer mejorar la autoestima y el buen humor mucho más que cualquier café con leche, con su grasa y su cafeína. Y en menos de un mes, se empezarán a notar algunos cambios. La grasa de la parte superior de la barriga es la que suele irse primero, y después la de la parte inferior; luego, hacia la espalda. En seguida, la ropa empezará a ir más suelta, y las amigas comentarán que se tiene mejor aspecto.

Trucos para quien tenga fobia al ejercicio

El objetivo es que el ejercicio vuelva a formar parte de la vida cotidiana, no en que uno se convierta en un fan del *fitness*. Si la idea de la actividad física nos aterra, es mejor pensar en el ejercicio como en una forma de incorporar determinadas actividades a la vida cotidiana.

Si no se ha hecho ejercicio desde hace mucho tiempo, hay que empezar con unos cinco o diez minutos, y aumentar gradualmente.

- Realizar siempre ejercicios de calentamiento antes de comenzar una actividad física.
- Realizar siempre estiramientos al finalizar una actividad física.
- Elegir una rutina de ejercicios que se adapte a nuestra vida. Bailar con música en casa, por ejemplo, es perfecto (comprar discos nuevos o un vídeo de baile).

- ¿Por qué no comprar una cama elástica, por ejemplo, o utilizar la de los niños? (Es más difícil de lo que parece.)
- Conseguir una cuerda de saltar. Saltar es una forma excelente de bombear el corazón.
- Preguntar a los vecinos si alguien tiene una bicicleta estática, una cinta de andar o una máquina de remar en su garaje. Muchas personas las tienen pero no las usan y estarían encantadas de saber que alguien puede sacar algún provecho de su inversión.
- Si se va a hacer gimnasia por la tarde, mejor hacerlo directamente al salir del trabajo. No hay nada como llegar al calor del hogar y ver el televisor en marcha para derrotar a nuestra (no tan fuerte) fuerza de voluntad.
- Pensar la forma de llevar una vida más activa en general. Subir las escaleras a pie en vez de tomar el ascensor o las escaleras automáticas. Aparcar el coche un poco más lejos de lo habitual o bajar del autobús una parada antes de nuestro destino.
- Sumarse a un grupo de excursionistas para que caminar se convierta en una actividad social.
- Planear excursiones familiares (a pie o en bicicleta) durante el fin de semana.
- Sacar a pasear de vez en cuando el perro del vecino. No hay nada como la mirada piadosa de un perro para empezar a caminar a paso ligero. ¡Y después se muestran tan agradecidos...!
- Nadar o aprender a nadar en la piscina municipal.
- Anular la suscripción del periódico y salir a buscarlo cada mañana andando o en bicicleta. Se ahorrará el dinero de la suscripción y el del médico.
- Cuando se vaya a buscar a los niños a la escuela, llevar un balón y proponerles ir a jugar un rato al parque. Jugar con ellos treinta minutos. Ellos estarán contentos (aunque un poco sorprendidos) y se podrá

borrar una sesión de ejercicio aeróbico de la lista semanal.
- Cada vez que se tenga que subir al coche, hay que detenerse y pensar: «Si salgo un poco antes, ¿puedo hacerlo andando? ¿O en bicicleta?». El ejercicio siempre es mucho más satisfactorio si se matan dos pájaros de un tiro.
- A mediodía realizar una pausa completa en el trabajo: salir a caminar media hora y después volver y comer con calma.

Es posible que en algunos momentos de este período de tres meses surjan ganas de dejarlo todo, y aunque inicialmente se haya comprobado la diferencia en la forma del cuerpo, parece que ya no vaya a ocurrir nada más. Repito, hay que perseverar, porque los cambios volverán. El plan funciona, aunque no sea evidente en todo momento. El cuerpo ha recibido el mensaje de que tiene que deshacerse de la barriga, y hay que seguir ayudándolo. Y si hace falta un poco más de estímulo para continuar, se puede conseguir una imagen de nuestro cuerpo «esbelto» en el sitio web *www.naturalhealthpractice.com/fataroundthemiddle*.

Una fotografía del aspecto que se tendrá cuando haya desaparecido toda la grasa de la cintura será una motivación fantástica.

Al fin y al cabo, no es más que un plan de tres meses. No es una sentencia para toda la vida, como es (o puede haberlo sido) el vivir constantemente haciendo régimen, y estoy segura de que una vez conseguido el objetivo, algunos de esos cambios se mantendrán.

Los científicos dicen que se tarda diez días en eliminar un hábito. Por eso, al cabo de tres meses con esos cambios, algunos ya habrán pasado a formar parte del estilo de vida y se conservarán para siempre.

Conviene acordarse de ir realizando las mediciones corporales en el transcurso de los tres meses, y otorgarse alguna recompensa cuando se llegue al final de ese período. Y para asegurarse de que no se recupera ninguno de los malos hábitos anteriores, vale la pena echar una ojeada al siguiente capítulo, para saber cómo conservar una figura esbelta y delgada.

Capítulo 11

Cómo mantener el cuerpo esbelto y sano

(Una vez eliminada la grasa, no hay que permitir que vuelva)

La carrera ha terminado, ¡felicidades! La grasa en la cintura ha desaparecido. Siguen, a continuación, algunos consejos para que esa grasa se mantenga alejada y no vuelva.

Comidas y bebidas

Mi consejo es resistir la tentación de volver al azúcar y a los hidratos de carbono. Si es posible, seguir la norma en un 80 % (*véase* p. 225) y ceder sólo un 20 % de las veces. No pasa nada con un pastel de aniversario de vez en cuando o un postre en una ocasión especial, pero no hay que dejar que entren en la dieta cotidiana.

Ahora ya se pueden reintroducir los hidratos de carbono con fécula en la comida de la noche, por lo que ya se pueden tomar para cenar arroz integral, patatas o pasta si se desea. Sólo hay que asegurarse de que también se ingieren proteínas (animales o vegetales) en la misma comida para conseguir un buen equilibrio. Las dos cosas que recomiendo evitar la mayor parte del tiempo (80 %) son el azúcar (en cualquier forma) y los hidratos de carbono refinados.

En los últimos tres meses todo lo dulce de la dieta procedía de la fruta y las hortalizas (las chirivías y las zanahorias son muy dulces). Una paciente de mi clínica decía que una vez, cuando ya había eliminado el azúcar de su dieta, fue a una fiesta y tomó una porción de pastel de chocolate, y lo encontró tan dulce que no le gustó. Sus papilas gustativas se habían adaptado a la dulzura natural de la fruta y las hortalizas.

Si se desea una dieta más dulce, los mejores edulcorantes naturales son el jarabe de arce natural (no el jarabe con aroma de arce) y el jarabe de malta de cebada. También se pueden añadir pasas, frutos secos y plátanos. Se pueden utilizar plátanos y dátiles en los pasteles para que sean más dulces, pero conviene añadir entonces algunos frutos secos o semillas para compensarlo con proteínas. Se pueden elaborar postres deliciosos sin azúcar. (Ninguno de los pasteles y tartas de mi libro *Healthy Eating for the Menopause* contiene azúcar. Y seguramente se encontrarán deliciosas también muchas otras recetas de sopas, platos principales y aperitivos de ese libro.)

A partir de ahora, no pasa nada por tomar una taza de café o té negro, pero vale la pena examinar cómo nos sentimos después. Si el café nos hace subir por las paredes, es evidente que el cuerpo no puede asimilarlo y que sería mejor cambiarlo por una taza de té o una infusión. Quizá convendría introducir el té verde porque contiene cafeína pero también un elevado nivel de antioxidantes.

Es aconsejable seguir con el esquema de comer poco y a menudo, tomando aperitivos sanos entre comidas. Así el metabolismo se mantiene alto y el peso bajo.

También se puede recuperar el trigo, en forma de pan integral y pasta integral. Pero si cuando se prueba se tiene sensación de flatulencia o abotargamiento, será mejor pasar sin él. Se puede probar el pan o la pasta de espelta, para ver cómo sienta.

Cuando se coma fuera, en un restaurante, ya se pueden tomar arroz blanco o fideos. Pero sigue siendo necesario añadir proteína (pescado o legumbres, por ejemplo) y que la porción de hidratos de carbono sea menor que antes. Llenar el plato con ensalada o verduras.

Si se desea, ahora ya se puede beber alcohol dos o tres veces a la semana. Pero todos necesitamos al menos tres días sin alcohol para dar descanso al hígado. En general, conviene evitar la cerveza y pasar al vino o al licor, y tener en cuenta que tomar más de dos vasos a la vez suele ser perjudicial para la salud en general.

Seguir con el día de descanso semanal. Durante ese día de descanso se puede comer y beber cuanto se quiera. Y se comprobará que es mucho más fácil seguir una dieta sana durante la mayor parte de la semana si se sabe que va a haber un día en que se podrá comer todo lo que apetezca.

Complementos

Una vez conseguida la figura que se deseaba, se puede empezar a reducir el programa de complementos hasta un nivel que sea útil para mantener el peso, la forma y la salud. Ahora deben incluir solamente:

- un buen producto con varias vitaminas y minerales para cada día;
- 1.000 mg de vitamina C cada día;
- cápsulas de aceite de pescado omega 3, 1.000 mg para cada día.

Ejercicio

El ejercicio debe seguir formando parte de la vida cotidiana. Una vez que se haya incorporado el hábito, es fácil mantenerlo. Pero se puede descansar un poco si se desea.

Yo aconsejaría que se fuera al gimnasio una vez a la semana para hacer una combinación de ejercicio aeróbico y entrenamiento con pesas. El entrenamiento con pesas sigue siendo útil porque a medida que nos hacemos mayores vamos perdiendo masa muscular y de ahí viene la tendencia a ganar peso con la edad. Por eso, cuanta más musculatura se conserve, más probabilidades habrá de mantenerse en el peso deseado.

El objetivo es quedarse un poco sin aliento durante treinta minutos, cinco veces a la semana. Pero no es imprescindible ponerse el maillot de lycra. Bastará con ir de compras andando. La actividad continuada puede ser buena para la forma física y muy buena para el corazón, el sistema inmunológico y la digestión. Y, como hemos visto, también es eficaz para la prevención del Alzheimer, por lo que mantener el programa de ejercicios resulta saludable para el cuerpo y para la mente.

Estilo de vida

Si algún ámbito de la vida cotidiana empieza a ser un poco estresante, conviene volver al capítulo 7 y buscar alguna estrategia útil. Es necesario pensar en la respiración; por elemental que parezca, realmente es importante y marca la diferencia. Si se respira correctamente, se envía un mensaje positivo al cuerpo de que no se está en tensión y de que la situación no es crítica.

¿Y si la grasa en la cintura reaparece sigilosamente?

Sobre todo, no hay que desesperarse. Todas las personas tienen altibajos. Lo mejor es releer el capítulo 10 y empezar de nuevo el ataque de tres meses en cuatro frentes (nutrición, complementos, ejercicio y estilo de vida).

Por mi experiencia sé que, dado que tanto la persona como el cuerpo conocen la rutina, la grasa desaparecerá mucho más rápidamente que la primera vez. Y es así porque la última vez que se siguió el programa se estaba dando al cuerpo un mensaje nuevo: se le decía que quemara la grasa en vez de almacenarla. Pero ahora, tan pronto como se empiece el programa de tres meses, será como si el cuerpo dijera: «¡Ajá, eso ya lo he hecho antes!». Y el cambio será mucho más rápido.

Como dice el autor estadounidense Jim Rohn: «Cuidado con el cuerpo. Es el único lugar que tenemos para vivir». No sólo es recomendable tener un buen aspecto y sentirse bien, sino también gozar de buena salud. Siguiendo las recomendaciones de este libro y manteniendo unos hábitos sanos durante la mayor parte del tiempo, entraremos en la vía de la buena salud.

Y, sobre todo, ¡comer bien, mantenerse en forma
y conservar la salud!

Recursos

Clínica de la doctora Marilyn Glenville

Atención sanitaria natural para mujeres

La doctora Glenville tiene dos clínicas en el Reino Unido. Para más información se puede contactar mediante el correo electrónico: health@marilynglenville.com o visitar su web en internet www.marilynglenville.com.

Además, el sitio web www.naturalhealthpractice.com/fataroundthemiddle[1] ofrece todo lo necesario para seguir el plan para «perder la barriga» recomendado en este libro. Incluye:

Pruebas

Prueba de la tensión suprarrenal
Prueba de la resistencia a la insulina
Prueba de hongos y parásitos
Prueba de alergias a los alimentos
Pruebas genéticas

Comparación de comidas «Lose your belly»

Es una comparación personalizada de comidas para comprobar lo que se come en la actualidad con lo que se debería comer.

Fotografía «Slimmer You»

Permite obtener una fotografía del aspecto que se tendrá cuando se haya perdido la grasa de la cintura.

1. Los contenidos de esta página web están en inglés. *(N. del E.)*

Notas bibliográficas

Capítulo 1

1. SELYE, H., *The Stress of Life*, Nueva York, McGraw Hill, 1978.
2. EPEL, E. S. S. y otros, «Estrés y forma corporal: la secreción de cortisol inducida por el estrés es sistemáticamente más elevada en las mujeres con grasa en la cintura», *Psychosomatic Medicine*, 62, 2000, pp. 623-632.
3. BJORNTORP, P. y ROSMOND, R., «Anormalidades neuroendocrinas en la adiposidad visceral», *Int J Obes Relat Metab Disord*, 24, 2000, S2, S80-S85.

Capítulo 2

1. FOZ, M., «Índice de masa corporal y mortalidad: un concepto a revisar», *Revista española de obesidad*, 3, 2005, pp. 218-221.
2. HILL, J. O. y BESSESEN, D., *Archives of Internal Medicine*, 4, 2003, pp. 163 y 395-397.
3. PANTANETTI, P. y otros, «¿El tejido adiposo como órgano endocrino? Revisión de los datos más recientes relacionados con las complicaciones cardiovasculares de las disfunciones endocrinas», *Clin Exp Hypertens*, 26, 4, 2004, pp. 387-398.
4. KONARZEWSKA, J. y WOJCLKOWSKI, C., «Riesgo de diabetes mellitus después de un embarazo complicado por una diabetes mellitus gestacional», *Ginekol Pol*, 75, 10, pp. 754-759.
5. CHROUSOS, G., TORPY, D. J. y GOLD, P. W., «Interacciones entre el eje hipotálamo-pituitaria-suprarrenal y el sistema reproductor femenino: implicaciones clínicas», *Ann Intern Med*, 129, 1998, pp. 229-240.

6. THOMAS, G. y otros, «La ansiedad prenatal predice diferencias individuales en cortisol en niños preadolescentes», *Biological Psychiatry*, 58, 2005, pp. 211-217.
7. KAMMERER, M. y otros, «Las mujeres embarazadas se vuelven insensibles al estrés de frío», *BMC Pregnancy and Childbirth*, 1, 2, 8, 2002.
8. SCHOLL, T. O. y CHEN, X., «La insulina y la mujer "ahorradora": influencia de la insulina durante el embarazo en la acumulación de peso gestacional y la retención de peso después del parto», *Matern Child Health*, 6, 4, 2002, pp. 255-261.
9. MCTERNAN, P. G. y otros, «Regulación glucocorticoide de la actividad de la aromatasa P450 en tejido adiposo humano: diferencias de género y de lugar», *J Clin Endocrinol Metab*, 87, 2002, pp. 1327-1336.
10. ISIDORI, A. M. y otros, «Niveles de leptina y andrógenos en la obesidad masculina», *J Clin Endocrinol Metab*, 84, 1999, pp. 3673-3680.

Capítulo 3

1. BJORNTOP, P. y otros, «Hipertensión y el síndrome metabólico: origen central muy relacionado», *Blood Pressure*, 9, 2-3, 2000, pp. 71-82.
2. WHITMER, R. A. y otros, «Obesidad en la madurez y riesgo de futura demencia: estudio longitudinal basado en una población de 27 años», *BMJ*, 330, 2005, p. 1360.
3. GIOVANNUCCI, E., «El papel de la resistencia a la insulina y la hiperinsulinemia en la causalidad del cáncer», *Current Medicinal Chemistry Immunology, Endocrine and Metabolic Agents*, 5, 1, 2005, pp. 53-60.
4. CHANG, C. K. y otros, «Hiperinsulinemia e hiperglucemia: posibles factores de riesgo del cáncer colorrectal entre pacientes diabéticos», *Diabetología*, 46, 2003, pp. 560-595.
5. FURBERG, A. S. y otros, «Colesterol lipoproteínico de alta densidad en suero, perfil metabólico y riesgo de cáncer de mama», *J Nat Cancer Inst*, 96, 15, 2004, pp. 1152-1160.

6. Bernstein, L. M. y otros, «Resistencia a la insulina, sus consecuencias en el curso clínico de la enfermedad y posibilidades de corrección en el cáncer de endometrio», *J Cancer Res Clin Oncol*, 130, 11, 2004, pp. 687-693.
7. Augustin, L. S. y otros, «Índice glucémico en la dieta, carga glucémica y riesgo de cáncer de ovarios: estudio de caso controlado en Italia», *Ann Oncol*, 14, 2003, pp. 78-84.
8. Helgesson, O. y otros, «Niveles autodeclarados de estrés predicen posterior cáncer de mama en un grupo de mujeres suecas», *Eur J Cancer Prev*, 12, 5, 2003, pp. 377-381.
9. Lahmann, P. H. y otros, «Estudio prospectivo de la adiposidad y el riesgo de cáncer de mama posmenopáusico: la dieta Malmo y estudio de cáncer», *Int J Cancer*, 103, 2003, pp. 246-252.
10. Huang, Z. y otros, «Circunferencia de la cintura, índice cintura/cadera y riesgo de cáncer de mama en un estudio de salud de las enfermeras», *Am J Epidemol*, 150, 12, 1999, pp. 1316-1324.
11. Silver, S. A. y otros, «Hidratos de carbono en la dieta y riesgo de cáncer de mama: estudio prospectivo de los papeles del índice glucémico general y la carga glucémica», *Int J Cancer*, 114, 4, 2005, pp. 653-658.
12. Solomon, C. G. y otros, «Irregularidades en el ciclo menstrual y riesgo de futuras enfermedades cardiovasculares», *J Clin Endocrinol Metab*, 87, 5, 2002, pp. 2013-2017.
13. Berga, S. L., «Estrés y amenorrea», *Endocrinologist*, 5, 6, 1995, pp. 416-421.
14. Nock, B., «Regulación norandrogénica de los receptores de la progestina: nuevos descubrimientos, nuevas preguntas, reproducción: prospectivo neuroendocrino y de conducta», *Ann N Y Acad Sci*, 474, 415, 1986, p. 22.
15. Kiddy, D. S. y otros, «Diferencias en las características clínicas y endocrinas entre pacientes obesas y no obesas con síndrome de ovario poliquístico: un análisis de 263 casos consecutivos», *Clinical Endocrinology*, 32, 213, 1990, p. 220.

16. EPEL, E. S. y otros, «Escasez acelerada de telómeros como respuesta al estrés cotidiano», *Proceedings of the National Academy of Sciences*, 101, 49, 2004, pp. 17.312-17.315.
17. ULRICH, P. y CERAMI, A., «Glicación de proteínas, diabetes y envejecimiento», *Recent Prog Horm Res*, 56, 2001, pp. 1-21.
18. TAMAKOSHI, K. y otros, «El síndrome metabólico se asocia con una circulación elevada de proteína reactiva tipo C en una gama de referencia sana, un estado inflamatorio sistémico leve», *Int J Obesity*, 27, 2003, pp. 443-449.
19. CAI, D. y otros, «Resistencia a la insulina local y sistemática resultante de la activación hepática de IKK-beta y NF-kB», *Nature Medicine*, 11, 2, 2005, pp. 183-190.
20. LEE, A. K. y otros, «Estrés y depresión: posible vinculación con la muerte de neuronas en el hipocampo», *Bipolar Disord*, 4, 2, 2002, pp. 117-128.

Capítulo 4

1. EPEL, E. y otros, «El estrés puede aumentar el apetito en las mujeres; estudio de laboratorio del cortisol inducido por el estrés y la conducta alimenticia», *Psychoneuroendocrinology*, 26, 1, 2001, pp. 37-49.
2. JENKINS, D. J. y otros, «Mordisquear o pegarse un atracón: ventajas metabólicas de comer con más frecuencia», *New England Journal of Medicine*, 321, 14, 1989, pp. 929-934.
3. KHAN, A. y otros, «La canela mejora la glucosa y los lípidos de las personas con diabetes tipo 2», *Diabetes Care*, 26, 12, 2003, pp. 3215-3218.
4. JENKINS, D. J. y otros, «Índice glucémico de los alimentos; una base fisiológica para el intercambio de hidratos de carbono», *Am J Clin Nutr*, 34, 1981, pp. 362-366.
5. MUNRO, J., «Expresar la potencia glucémica de los alimentos», *Proc Nutr Soc*, 65, 2005, pp. 115-122.
6. BRYNES, A. E. y otros, «El efecto beneficioso de una dieta con un bajo índice glucémico en los perfiles de la glu-

cosa en 24 horas de personas jóvenes sanas valorados mediante un seguimiento continuo de la glucosa», *Brit J Nutr*, 93, 2, 2005, pp. 179-182.
7. LANDIN, K. y otros, «La goma guar mejora la sensibilidad a la insulina, los lípidos en la sangre, la presión sanguínea y la fibrinólisis en hombres sanos», *Am J Clin Nutr*, 56, 1992, pp. 1061-1065.
8. LECLERE, C. J. y otros, «Amilosa en la fibra de las legumbres, los guisantes, el arroz basmati, la avena significativa para el IR», *Am J Clin Nutr*, 59, 1994, 776S.
9. ROMIEU, I. y otros, «Hidratos de carbono y riesgo de cáncer de mama entre las mujeres mexicanas», *Cancer Epidemiol Biomarkers Prev*, 13, 8, 2004, pp. 1283-1289.
10. PAWLAK, D. B. y otros, «Efectos del índice glucémico de la dieta en la adiposidad, la homeostasis de la glucosa y los lípidos del plasma en animales», *Lancet*, 364, 9.436, 2004, pp. 778-785.
11. BLUNDELL, J. E. y HILL, A. J., «Efectos paradójicos de un edulcorante intenso (aspartamo) en el apetito», *Lancet*, 1, 1985, pp. 1092-1093.
12. WURTMAN, R. J., «Cambios neuroquímicos después de una dosis elevada de aspartamo con los hidratos de carbono de la dieta», *New England Journal of Medicine*, 1983, pp. 429-430.
13. STEGINK, L. D. y otros, «Efecto de la ingestión reiterada de bebidas edulcoradas con aspartamo en los aminoácidos del plasma, el metanol de la sangre y el ácido fórmico en la sangre», *Metabolism*, 38, 4, 1989, pp. 357-363.
14. LIPTON, S. A. y ROSENBERG, P. A., «Aminoácidos excitativos como vía común final para los trastornos neurológicos», *New England Journal of Medicine*, 300, 9, 1994, pp. 613-622.
15. LAYMAN, D. K., «El papel de la leucina en las dietas de pérdida de peso y la homeostasis de la glucosa», *J Nutr*, 133, 1, 2003, 261S-267S.
16. HERBERT, Y. y THOMAS, R., «Papel de la familia del factor de crecimiento similar a la insulina en el desarrollo y

la progresión del cáncer», *J Nat Cancer Inst*, 92, 18, 2000, pp. 1472-1489.

17. LARSSON, S. C. y otros, «Ingestión de leche, productos lácteos y lactosa y riesgo de cáncer de ovarios: metaanálisis de estudios epidemiológicos», *Int J Cancer*, julio 28 epub, 2005.
18. WILLETT, W. C., «Grasa en la dieta y obesidad: una relación poco convincente», *Am J Clin Nutr*, 68, 6, 1998, pp. 1149-1150.
19. WILLETT, W. C., «La grasa de la dieta desempeña un papel importante en la obesidad: no», *Obesity Reviews*, 3, 2, 2002, pp. 59-68.
20. STAMPFER, M. J. y otros, «Prevención primaria de las enfermedades coronarias en la mujer a través de la dieta y el estilo de vida», *New England Journal of Medicine*, 343, 1, 2000, pp. 16-22.
21. EMKEN, E. A. y otros, «Comparación del ácido linolénico de la dieta con el metabolismo linolénico en el hombre: influencia del ácido linoleico, los ácidos grasos esenciales y los eicosanoides», *Invited papers from the Third International Congress*, A. Sinclair y R. Gibson (eds.), American Oil Chemists Society, Illinois, 1992.
22. DE ROOS, N. M. y otros, «Ácidos transgrasos, colesterol HDL y enfermedades cardiovasculares. Efectos de los cambios dietéticos en la reactividad vascular», *Eur J Med Res*, 8, 8, 2003, pp. 355-357.
23. MAUGER, J. F. y otros, «Efecto de diferentes formas de grasas hidrogenadas de la dieta en el tamaño de las partículas de LDL», *Am J Clin Nutr*, 78, 3, 2003, pp. 370-375.
24. STENDER, S. y DYERBERG, J., «Influencia de los ácidos transgrasos en la salud», *Ann Nutri Metab*, 48, 2, 2004, pp. 61-66.
25. BASTIAAN, E. y otros, «La adrenalina antecedente atenúa la reacción a las hormonas contrarreguladoras, pero no la liberación de las mismas durante una hipoglucemia subsecuente», *J Clin Endocrin Metab*, 88, 11, 2003, pp. 5462-5467.

26. KEJIZERS, G. B. y otros, «La cafeína puede disminuir la sensibilidad a la insulina en los humanos», *Diabetes Care*, 25, 2, 2002, pp. 364-369.
27. BIAGONNI, I. y DAVIS, S. N., «Cafeína: ¿una causa de la resistencia a la insulina?», *Diabetes Care*, 25, 2, 2002, pp. 399-400.
28. AL'ABSI, M. y otros, «Reacciones hipotálamo-pituitaria-adrenocorticales al estrés psicológico y la cafeína en hombres con riesgo alto y bajo de hipertensión», *Psychosom Med*, 60, 4, 1998, pp. 521-527.
29. STAFFORD, T., «Psicología en la cafetería», *Psychologist*, 16, 7, 2003, pp. 358-359.
30. DUNWIDDIE, T. V. y MASINO, S. A., «El papel y la regulación de la adenosina en el sistema nervioso central», *Annual Review of Neuroscience*, 24, 2001, pp. 31-55.
31. GARRETT, B. E. y GRIFFITHS, R. R., «Papel de la dopamina en los efectos conductuales de la cafeína en animales y humanos», *Pharmacology, Byochemistry and Behaviour*, 57, 1997, pp. 533-541.
32. KOMORI, A. y otros, «Actividad anticancerígena de los polifenoles del té verde», *Japan J Clin Oncol*, 23, 3, 1993, pp. 186-190.
33. IMAI, K. y NATACHI, K., «Estudio transversal de los efectos de la ingesta de té verde en las enfermedades cardiovasculares y del hígado», *BMJ*, 310, 6.981, 1995, pp. 693-696.
34. NAGAO, T. y otros, «La ingesta de té rico en catequinas provoca una reducción de la grasa corporal y del LDL modificado con malondialdehído en los hombres», *Am J Clin Nutr*, 81, 1, 2005, pp. 122-129.
35. BRAY, G. A. y otros, «El consumo de jarabe de maíz alto en fructosa en bebidas puede desempeñar un papel en la epidemia de la obesidad», *Am J Clin Nutr*, 79, 2004, pp. 537-543.
36. STAMPFER, M. J. y otros, «Prevención primaria de las enfermedades coronarias en mujeres a través de la dieta y el estilo de vida», *New England Journal of Medicine*, 343, 1, 2000, pp. 16-22.

37. Hu, F. B. y otros, «Dieta, estilo de vida y riesgo de diabetes mellitus tipo 2 en mujeres», *New England Journal of Medicine*, 345, 2001, pp. 790-797.

Capítulo 5

1. Evans, G. W. y Pouchnik, D. J., «Composición y actividad biológica de los complejos de carbosilato cromo-piridina», *Journal of Inorganic Biochemistry*, 49, 1993, pp. 177-187.
2. Anderson, R. A. y otros, «Efectos de los complementos de cromo en la glucosa, la insulina, el glucagón y las pérdidas de cromo urinarias en sujetos que consumen dietas controladas bajas en cromo», *Am J Clin Nutr*, 54, 1991, pp. 909-916.
3. Evans, G. W. y Bowman, T. D., «El picolinato de cromo aumenta la fluidez de la membrana y el ritmo de internalización de la insulina», *J Inorg Bio*, 46, 1992, pp. 243-250.
4. Sin lista de autores, «Revisión científica: el papel del cromo en la resistencia a la insulina», *Diabetes Educ*, 2004, supl. 2-14.
5. Anderson, R. A., «Cromo, tolerancia a la glucosa y diabetes», *Biological Trace Element Research*, 32, 1992, pp. 19-24.
6. «El papel del cromo en la nutrición animal, Comité sobre nutrición animal», *National Research Council*, 1997.
7. Bagchi, D. y otros, «Citotoxicidad y mecanismos oxidantes de las diferentes formas de cromo», *Toxicology*, 180, 2002, pp. 1, 5-22.
8. Ibíd.
9. Walti, M. K. y otros, «Magnesio en plasma bajo en la diabetes tipo 2», *Swiss Med Weekly*, 133, 2003, pp. 19-20 y 289-292.
10. Takaya, J. y otros, «Magnesio intracelular y resistencia a la insulina», *Magnes Res*, 17, 2, 2004, pp. 126-136.
11. Kao, W. H. y otros, «Magnesio en la dieta y en suero y riesgo de diabetes mellitus tipo 2: Estudio del riesgo de

aterosclerosis en las comunidades», *Arch Intern Med*, 159, 18, 1999, pp. 2151-2159.
12. MOTOYAMA, T. y otros, «Complementos orales de magnesio en pacientes con hipertensión esencial», *Hypertension*, 13, 1989, pp. 227-232.
13. CHEN, M. D. y otros, «El cinc como posible mediador de la producción de leptina en humanos», *Life Sci*, 66, 22, 2000, pp. 2143-2149.
14. BRANDAO-NETO, J. y otros, «El cinc inhibe de forma aguda y temporal la secreción de cortisol suprarrenal en los humanos. Informe preliminar», *Biol Trace Elem Res*, 24, 1, 1990, pp. 83-89.
15. FORD, E. S. y otros, «El síndrome metabólico y descubrimiento de concentraciones antioxidantes en el Tercer Estudio Nacional sobre Salud y Nutrición», *Diabetes*, 52, 9, 2003, pp. 2346-2352.
16. CHEN, L. y THACKER, R., «Efectos de la vitamina E de la dieta y de una fuerte complementación de vitamina C en la glucosa del plasma y los niveles de colesterol», *Nutr Res*, 5, 1985, pp. 527-534.
17. JONHSTON, C. S., «Estrategias para una pérdida de peso saludable: de la vitamina C a la respuesta glucémica», *J Am Coll Nutr*, 24, 2005, pp. 158-165.
18. ENWONWU, C. O. y otros, «Efecto de la deficiencia de ácido ascórbico marginal en el nivel de cortisol en saliva en el cerdo de Guinea», *Arch Oral Biol*, 40, 8, 1995, pp. 737-742.
19. PETERS, E. M. y otros, «El complemento de vitamina C atenúa el aumento del cortisol en circulación, la adrenalina y los polipéptidos inflamatorios después de una carrera ultramaratoniana», *Int J Sports Med*, 22, 7, 2001, pp. 537-543.
20. WILLBURN, A. J. y otros, «Tratamiento natural de la hipertensión», *J. Clin Hypertens*, 6, 5, 2004, pp. 242-248.
21. *Estudio nacional sobre dieta y nutrición*, Reino Unido, 2003.
22. KOUTSIKOS, D. y otros, «Prueba de tolerancia de la glucosa oral después de la administración intravenosa de una

alta dosis de biotina en pacientes con hemodiálisis normoglucémica», *Ren Fail*, 18, 1996, pp. 131-133.
23. SETOLA, E. y otros, «La resistencia a la insulina y la función endotelial mejoran después de una terapia con folato y vitamina B12 en pacientes con síndrome metabólico: relación entre los niveles de homocisteína y la hiperinsulinemia», *Eur J Endocrinol*, 15, 4, 2004, pp. 483-489.
24. PAOLISSO, G. y otros, «La ingesta crónica de dosis farmacológicas de vitamina E podría ser útil en la terapia de pacientes ancianos con enfermedades coronarias», *Am J Clin Nutr*, 61, 4, 1995, pp. 848-852.
25. DAVI, G., «Formación in vivo de 8-isoprostaglandina F2alfa y activación de plaquetas en la diabetes mellitus: efectos de una mejora del control metabólico y los complementos de vitamina E», *Circulation*, 99, 2, 1999, pp. 224-229.
26. STEPHENS, N. G., «Ensayo controlado al azar de vitamina E en pacientes con enfermedades coronarias: Cambridge Heart Antioxidant Study (CHAOS)», *Lancet*, 347, 1996, pp. 781-786.
27. PRYOR, A., «La vitamina E y las enfermedades del corazón: ciencia básica para un ensayo de intervención clínica», *Free Radical Biology and Medicine*, 28, 2000, pp. 141-164.
28. HOLNESS, M. J. y otros, «Impacto diabetogénico de los ácidos grasos omega 3 de cadena larga en el funcionamiento de las células beta pancreáticas y la regulación de la producción de glucosa endógena», *Endocrinology*, 144, 9, 2003, pp. 3958-3968.
29. WANG, S. y otros, «Efectos del cromo y el aceite de pescado en la resistencia a la insulina y la resistencia a la leptina en ratas que se vuelven obesas», *Wei Sheng Yan Jiu*, 30, 5, 2001, pp. 284-286.
30. VAN GAAL, L. y otros, en K. Folkers y Yamamura (eds.), «Aspectos biomédicos y clínicos de la coenzima Q10», *Elsevier Science Publ*, Amsterdam, 1984, pp. 4:369-373.
31. SHIGETA, Y. y otros, «Efecto del tratamiento con coenzima Q10 en el azúcar de la sangre y las cetonas de los diabéticos», *Journal of Vitaminology*, 12, 1966, pp. 293-298.

32. SINGH, R. B. y otros, «Efecto de la coenzima Q10 hidrosoluble en la presión sanguínea y la resistencia a la insulina en pacientes hipertensos con enfermedad de las arterias coronarias», *J Hum Hypertens*, 13, 1999, pp. 203-208.
33. LANGSJOEN, P. H. y otros, «Estudio clínico de seis años de la terapia de la cardiomiopatía con coenzima Q10», *Int J Tissue React*, 2, 3, 1990, pp. 169-171.
34. KONRAD, T. y otros, «El tratamiento con ácido alfalipoico disminuye las concentraciones de lactato y piruvato en suero y mejora la eficacia de la glucosa en personas delgadas y obesas con diabetes tipo 2», *Diabetes Care*, 22, 2, 1999, pp. 280-287.
35. EL MIDAOUI, A. y CHAMPLAIN, J. de, «Prevención de la hipertensión, la resistencia a la insulina y el estrés oxidante con ácido alfalipoico», *Hypertension*, 39, 2, 2002, pp. 303-307.
36. FULGHESU, A. M. y otros, «El tratamiento con n-acetilcisteína mejora la sensibilidad a la insulina en mujeres con síndrome del ovario poliquístico», *Fertil Steril*, 77, 6, 2002, pp. 1128-1135.
37. ROGERS, L. L. y PELTON, R. B., «La glutamina en el tratamiento del alcoholismo», *Q J Studies in Alcoholism*, 18, 1957, pp. 581-587.
38. NERI, D. F. y otros, «Efectos de la tirosina en el rendimiento cognitivo durante la vigilia prolongada», *Aviat Space Environ Med*, 66, 1995, pp. 313-319.
39. LIN, J. y otros, «El polifenol galato de epigalocatequina del té verde inhibe la adipogénesis e induce la apoptosis en los adipocitos 3T3-L1», *Obes Res*, 13, 6, 2005, pp. 982-990.
40. YEH, G. Y. y otros, «Revisión sistemática de las plantas y complementos dietéticos para el control glucémico de la dieta», *Diabetes Care*, 26, 4, 2003, pp. 1277-1294.
41. KIM, D. H., «Efectos de la saponina del ginseng en el eje hipotálamo-pituitaria-suprarrenal en ratones», *Neuroscience Letter*, 343, 2003, pp. 62-66.
42. SPASOV, A. A. y otros, «Estudio piloto controlado con placebo, a doble ciego, del efecto estimulante y adapto-

génico del extracto de *Rhodiola rosea* SHR-5 en la fatiga de los estudiantes causada por el estrés durante un período de exámenes con un régimen de bajas dosis repetidas», *Phytomedicine*, 7, 2, 2000, pp. 85-89.

43. DARBINVAN, V. y otros, «La *Rhodiola rosea* en la fatiga inducida por el estrés: estudio transversal a doble ciego de un extracto SHR-5 normalizado con un régimen de bajas dosis repetidas en el rendimiento mental de médicos sanos durante el turno de noche», *Phytomedicine*, 7, 5, 2000, pp. 365-371.

Capítulo 6

1. DONNELLY, J. y otros, «Efectos de un ensayo controlado de dieciséis meses al azar en el peso corporal y la composición en hombres y mujeres jóvenes con sobrepeso», *Arch Intern Med*, 163, 2003, pp. 1343-1350.
2. RYAN, A. S. y otros, «El entrenamiento de resistencia aumenta la acción de la insulina en las mujeres posmenopáusicas», *J Gerontol A Biol Sci Med Sci*, 51, 1996, M199-M205.
3. MAYER-DAVIS, E. J. y otros, «Intensidad y cantidad de actividad física en relación con la sensibilidad a la insulina: estudio de la aterosclerosis con resistencia a la insulina», *JAMA*, 279, 9, 1998, pp. 669-674.
4. RANDEVA, H. S. y otros, «El ejercicio disminuye el total de homocisteína en plasma en mujeres jóvenes con sobrepeso y síndrome del ovario poliquístico», *J Clin Endocrin Metab*, 87, 10, 2002, pp. 4496-4501.
5. MILLER, W. C. y otros, «Metaanálisis de los últimos veinticinco años de la investigación sobre la pérdida de peso con la dieta y dieta más ejercicio», *Int J Obesity*, 21, 1997, pp. 941-947.
6. UTTER, A. C. y otros, «Influencia de la dieta y/o el ejercicio en la composición del cuerpo y la salud cardiorrespiratoria en mujeres obesas», *International Journal of Sport Nutrition*, 6, 1998, pp. 213-222.

7. MILLER, W. C. y otros, «Metaanálisis de los últimos veinticinco años de la investigación sobre la pérdida de peso con la dieta y dieta más ejercicio», *Int J Obesity*, 21, 1997, pp. 941-947.
8. NELSON, M., *Strong Women Stay Young*, Bantam, 2000.
9. Ibíd.
10. ALDRED, H. E. y otros, «Influencia de doce semanas de entrenamiento con paso rápido en la lipemia posprandial y la insulinemia en mujeres maduras sedentarias», *Metabolism*, 44, 1995, pp. 390-397.
11. GRIMM, J. J., «Interacción de la actividad física y la dieta: implicaciones en la dinámica insulina-glucosa», *Public Health Nutr*, 2, 1999, pp. 363-368.

Capítulo 7

1. *Touch Research Institute of the University of Miami School of Medicin,* www.miami.edu/touch-research.
2. PARATI, G. y STEPTOE, A., «Reducción del estrés y control de la presión arterial en la hipertensión: el papel de la meditación trascendental», *J Hypertens*, 22, 11, 2004, pp. 2057-2060.
3. BROWN, J., «Mantenerse en forma y sentirse bien: la buena forma física como moderador del estrés cotidiano», *Journal of Personality and Social Psychology*, 60, 4, 1991, pp. 555-561.
4. GREWEN, K. M. y otros, «Efectos del apoyo de la pareja en la oxitocina, el cortisol, la noradrenalina y la presión arterial antes y después de un contacto cálido con la pareja», *Psychosomatic Medicine*, 2005, 67:531-538.
5. KRIPKE, D., SIMONS, R. y otros, «Sueño breve y largo y píldoras para dormir. ¿Tienen asociada una mayor mortalidad?», *Arch Gen Psychiatry*, 36, 1979, pp. 103-116.
6. *National Sleep Foundation, encuesta sobre el sueño en la población americana (2001-2002)*, Washington DC, National Sleep Foundation.
7. KERN, W. y otros, «Cambios en el cortisol y la secreción

de la hormona del crecimiento durante el sueño nocturno a lo largo del envejecimiento», *Journal of Gerontology*, 51, 1996, M3-9.

8. SPIEGEL, K. y otros, «Impacto de la falta de sueño en la función metabólica y endocrina», *Lancet*, 354, 1999, pp. 1435-1439.
9. SEPHTON, S. y SPIEGEL, D., «Disfunción circadiana en el cáncer; vía neuroendocrina-inmunológica del estrés a la enfermedad», *Brain Behav Immun*, 17, 5, 2003, pp. 21-328.
10. HASLER, G. y otros, «Asociación entre duración breve del sueño y obesidad en adultos jóvenes: estudio prospectivo de trece años», *Sleep*, 27, 4, 2004, pp. 661-666.
11. SPIEGEL, K. y otros, «Los niveles de leptina dependen de la duración del sueño; relaciones con el equilibrio simpatovagal, la regulación de los hidratos de carbono, el cortisol y la tirotrofina», *J Clin Endocrinol Metab*, 89, 11, 2004, pp. 5721- 5762.
12. SPIEGEL, K., TASALI, E., PENEV, P. y otros, «El acortamiento del sueño en jóvenes sanos se asocia con una disminución de los niveles de leptina: niveles de grelina y aumento del hambre y el apetito», *Ann Intern Med*, 141, 2004, pp. 846-850.
13. TAHERI, S., LIN, L., AUSTIN, D. y otros, «La duración breve del sueño se asocia con una reducción de la leptina, un aumento de la grelina y un índice de masa corporal (IMC) más elevado», *Sleep*, 27, 2004, A146-A147.

Capítulo 8

1. LOUTAN, L. y LAMOTTE, J. M., «Variación estacional de la nutrición entre un grupo de pastores nómadas del Níger», *Lancet*, 1, 1984, pp. 945-947.
2. BJORNTORP, P., «¿Las reacciones al estrés causan obesidad abdominal y comorbosidad?», *Obes Rev*, 2, 2, 2001, pp. 73-86.
3. ROSMOND, R. y otros, «Polimorfismo del promotor del gen receptor 5-HT2A en relación con la obesidad abdomi-

nal y el cortisol», *Obes Res*, 10, 7, 2002, pp. 585-589.
4. WILLIAMS, P. T. y otros, «Lipoproteína concordante y respuestas del peso al cambio del nivel de grasa de la dieta en gemelos idénticos con niveles de ejercicio divergentes», *Am J Clin Nutr*, 82, 1, 2005, pp. 181-187.

Capítulo 9

1. WALLERIUS, S. y otros, «El aumento del cortisol en saliva por la mañana se asocia con la obesidad abdominal en hombres: informe preliminar», *J Endocrinol Invest*, 26, 7, 2003, pp. 616-619.
2. KRONFOL, Z. y otros, «Relación inmunológica circadiana en voluntarios sanos: relación con las hormonas del eje hipotálamo-pituitaria-suprarrenal y los neurotransmisores simpáticos», *Psychom Med*, 59, 1997, pp. 42-50.
3. SEPHTON, S. E. y otros, «El ritmo diurno del cortisol como predictor de la supervivencia en el cáncer de mama», *J Nat Cancer Inst*, 92, 12, 2000, pp. 994-1000.
4. ABERCOMBIE, H. C. y otros, «Ritmos de cortisol uniformes en las pacientes con cáncer de mama metastático», *Psychoneuroendocrinology*, 29, 8, 2004, pp. 1082-1092.
5. YUSAF, S. y otros, «Efectos de los factores de riesgo potencialmente modificables asociados con el infarto de miocardio en 52 países (estudio INTERHEART): estudio de control de casos», *Lancet*, 364, 2004, pp. 937-952.

Índice temático

A

B

C

F

G

H

I

L

M

N

O

P

Q

R

S

Título de la edición original: *Fat Around The Middle*
Traducción del inglés: Teresa Graells,
cedida por Scyla Editores, S. A.
Diseño: Jordi Salvany
Ilustraciones: Esther Angelats,
cedidas por Scyla Editores, S. A.

Círculo de Lectores, S. A. (Sociedad Unipersonal)
Travessera de Gràcia, 47-49, 08021 Barcelona
www.circulo.es
3 5 7 9 8 0 0 7 8 6 4

Este libro ha sido impreso en papel Supersnowbright
suministrado por Hellefoss AS, de Noruega

Depósito legal: B. 27056-2008
Fotocomposición: Maria García
Impresión y encuadernación: Printer industria gráfica
N. II, Cuatro caminos s/n, 08620 Sant Vicenç dels Horts
Barcelona, 2008. Impreso en España
ISBN 978-84-672-3141-0
N.º 47662